New Wun Ching Developmental Publishing Co., Ltd.

New Age · New Choice · The Best Selected Educational Publications — NEW WCDP

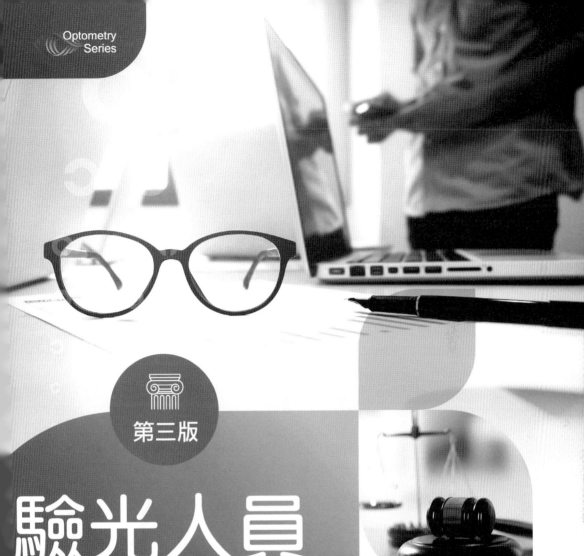

Optometry Series

第三版

驗光人員
法規與倫理

Laws and Ethics
of Optometrists

鍊惠伶・陳錫評・賴永盛　編著

THIRD
EDITION

國家圖書館出版品預行編目資料

驗光人員法規與倫理／陳惠伶，陳錫評，賴永盛編著.
－第三版.－新北市：新文京開發出版股份有限公司，
2023.04
　　　面；　公分
　　ISBN 978-986-430-915-3（平裝）

　　1.CST：醫事法規　2.CST：醫學倫理　3.CST：驗光

412.21　　　　　　　　　　　　　　　　112003749

驗光人員法規與倫理（第三版） （書號：B417e3）

編 著 者	陳惠伶　陳錫評　賴永盛	
出 版 者	新文京開發出版股份有限公司	
地　　址	新北市中和區中山路二段 362 號 9 樓	
電　　話	(02) 2244-8188（代表號）	
Ｆ Ａ Ｘ	(02) 2244-8189	
郵　　撥	1958730-2	
初　　版	西元 2017 年 03 月 01 日	
第 二 版	西元 2018 年 03 月 01 日	
第 三 版	西元 2023 年 04 月 25 日	

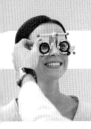

三版序/PREFACE

　　驗光人員法於民國105年1月6日公布施行後，開啟了國內眼睛照護與視力保健專業的新紀元，在法案的規定下，從事驗光工作時不論是人員、機構或設備均需要納入規範與管理。由於驗光人員納入醫事專業人員後，驗光人員執業時首先面臨需要通過國家考試並取得驗光師（生）證照並完成相關程序後才具執業資格。

　　本書針對驗光人員的相關法案內容，進行重點整理，內容涵蓋驗光人員應考資格、證照取得、執業與開業時的各種規範、各級驗光人員公會的組成、運作以及各自的權利義務，還有違反相關規定的情節與處罰類型等內容。對於驗光人員證照更新的繼續教育內容則涵蓋：課程類別、積分辦法以及驗光人員倫理與驗光所設置規範等。

　　本書各章節同時提供例題演練，讓讀者於閱讀後可以對自己的學習情形稍做練習及測試。本書除了提供驗光師（生）國家考試之應考準備之外，也希望幫助有志從事驗光工作的人員，對於此行業的相關法律與規定能有更深入的瞭解。

　　第三版除勘正疏誤外，亦收錄最新修正的驗光人員相關法規及例題，更於第8章統整歷屆國考試題，並予分門別類，期盼透過實戰練習完整複習，讓您應考得心應手，無往不利。

　　本書雖經多次校對，仍恐有疏漏繆誤之處，期各先進與讀者不吝指正，使本書再版時能更為完善。

編著者 謹識

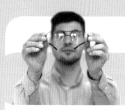

目錄/CONTENTS

CHAPTER 01　驗光人員法的由來　1

1-1　源　起...2

1-2　驗光人員法案立法歷程...3

1-3　驗光人員相關法規制定、修正與廢止...........4

CHAPTER 02　驗光人員法相關法律名詞　9

2-1　法的基本概念..10

2-2　驗光人員歸屬醫事人員..13

2-3　取得驗光人員資格的方法.......................................14

CHAPTER 03　驗光人員法解析　17

3-1　總　則...19

3-2　執　業...30

3-3　開　業...44

3-4　公　會...59

3-5　罰　則...70

3-6　附　則...86

CHAPTER 04　驗光人員法施行細則解析　95

4-1　法　源...96

4-2　請領驗光師（生）證書應備資料.............................97

4-3　證書補（換）發..98

4-4　設立驗光所與眼鏡行業定義.........................99

4-5　停（歇）業規定..................................... 100

4-6　視力者輔助器具範圍............................... 103

4-7　驗光所設立申請規定............................... 104

4-8　驗光所登記規定.................................... 107

4-9　驗光所名稱規定.................................... 108

4-10　驗光所開業執照補（換）發..................... 109

4-11　驗光所執業規定................................... 110

4-12　驗光所未執業規定 111

4-13　驗光所招牌拆除....................................111

CHAPTER 05　醫事人員執業登記及繼續教育辦法解析　117

5-1　總 則... 118

5-2　執業登記... 120

5-3　繼續教育... 131

5-4　附 則... 137

CHAPTER 06　驗光所設置標準解析　139

CHAPTER 07　驗光人員倫理　145

7-1　倫理、道德與法律.................................. 146

7-2　職場倫理與醫學倫理............................... 147

7-3　驗光人員倫理....................................... 150

CHAPTER 08 考題演練 **157**

8-1 驗光人員法 158

8-2 驗光人員法施行細則 161

8-3 繼續教育辦法 162

8-4 驗光所設置標準 164

8-5 驗光人員倫理 165

8-6 勞動基準法、醫療法、醫事人員人事條例 ..166

附　錄

附錄一　醫療法 170

附錄二　驗光人員法 191

附錄三　驗光人員法施行細則 200

附錄四　醫事人員執業登記及繼續教育辦法 204

附錄五　醫事人員執業登記及繼續教育辦法（含附表）............211

附錄六　驗光所設置標準 213

附錄七　專門職業及技術人員特種考試驗光人員考試規則 214

附錄八　專門職業及技術人員高等暨普通考試驗光人員考試規則 .216

附錄九　得應驗光人員特種考試資格審查要點 218

附錄十　得應驗光人員特種考試資格審查小組設置要點 219

附錄十一　驗光人員特種考試資格審查基準 220

附錄十二　驗光人員法第56條2項第2款所稱「中央主管機關指定
相關團體辦理之繼續教育達160小時以上」之事項 221

附錄十三　勞動基準法 222

附錄十四　醫事人員人事條例 242

參考文獻 **245**

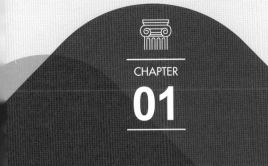

驗光人員法的由來

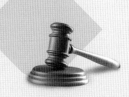

學習重點

讀完本章後,期望能瞭解:

1. 驗光人員法立法各時程

2. 驗光人員法立法程序

3. 最新修正與廢止的驗光人員法規

本章大綱

1-1　源 起

1-2　驗光人員法案立法歷程

1-3　驗光人員相關法規制定、修正與廢止

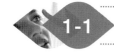

1-1　源 起

一、臺灣視力問題嚴重

　　臺灣民眾的視力問題比起其他國家來顯得不佳，依據衛生福利部國民健康署的調查研究結果顯示學童的部分尤其嚴重。隨著高科技產品的推陳出新，仰賴視力的情形越趨嚴峻，世界各國由於國情的不同對於視力保健制度均發展出各自的模式。已開發國家視國情的不同對視力保健上發展出不同的職務稱謂與分工模式，北美的分工由眼科醫師、眼視+光醫師及配鏡師共同合作、香港則發展出四級的視光師制度；英國統稱眼配鏡師。不同稱謂所能執行的職務雖有不同，但是各國依據不同的體制發展出各自的分工與合作模式。而各國培育眼視力的專業人才在學制上也不同，所養成的人才在進入職場執業時，許多先進的國家甚至藉由立法規定必須是取得證照才可以執業，以確保專業人員的素質能維持在一定的品質上，並藉此要求各自承擔職責，以期對人民提供專業與完整的眼睛照護。

　　臺灣隨著社會的進步與各項專業的日趨分工下，社會大眾對於各項專業所能提供的品質保證及管控措施需求越來越大，在醫事人員方面，除了醫師、護理師外，近幾十年更立法通過物理治療師、職能治療師、檢驗師、放射師、營養師等領域的專業人員，以其專業在職場上守護國人的身體健康。

二、立法確立分工制度

　　臺灣的驗光人員法案，很早就開始倡議立法，法案在歷屆立法院內曾經被討論，惟由於各方各自立場的不同，依據各立場所提出的法案版本實難於短時間內取得共識，於是經過長期各單位的不斷溝通與協調，物換星移過程雖然冗長，驗光人員法最終於民國104年12月18日經立法院三讀通過完成立法，民國105年1月6日由總統公布施行，驗光人員法已成為衛生福利部第15類的醫事人員法案。自此後將依據法案以分工的權責劃分制度來確保國人的視力健康照護。

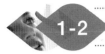

1-2　驗光人員法案立法歷程

進度	會議日期 （民國）	立法記錄	主提案
一讀	101.09.28	101卷52期3993號一冊9~9頁	行政院
一讀	101.09.28	101卷52期3993號一冊4~4頁	劉建國
一讀	101.09.28	101卷52期3993號一冊4~4頁	林明溱
一讀	101.10.19	101卷60期4001號一冊19~19頁	呂學樟
一讀	101.10.26	101卷63期4004號一冊7~7頁	江惠貞
委員會審查	101.12.06	101卷84期4025號二冊271~271, 276~393頁	－
黨團協商	104.04.16	104卷98期4297號五冊223~241頁	－
二讀（廣泛討論）	104.06.15	104卷54期4253號十冊1~117頁	－
黨團協商	104.11.25	104卷98期4297號五冊243~247頁	－
二讀（廣泛討論）	104.12.15	104卷96期4295號二冊218~218頁	－
二讀（廣泛討論）	104.12.16	104卷98期4297號一冊76~76頁	－
二讀（廣泛討論）	104.12.18	104卷98期4297號三冊390~393頁	－
二讀（逐條討論）	104.12.18	104卷98期4297號三冊393~403頁	－
三讀	104.12.18	104卷98期4297號三冊403~405頁	－

資料來源：根據全國法規資料庫資料製作。

一、行政院函送草案

　　驗光人員法草案係民國101年09月28日經行政院函送立法院審議，在立法院各位委員、專家、學者、醫界及眼鏡（驗光）等專業相關團體共同努力下，終於經立法院三讀通過，成為衛福部第15類醫事人員，對加強驗光配鏡的管理，提升驗光人員職業尊嚴與專業水準，維護國人視力健康與權利，甚具意義（衛生福利部，2015）。

二、立法院三讀通過

　　立法院在民國104年12月18日第8屆最後一天的院會，經朝野協商，通過驗光人員法。規範驗光人員業務、責任及管理，並明定須經考試領有執照的人員才能擔任驗光人員。

三、總統公布

　　驗光人員法於民國105年1月6日總統華總一義字第10400154071號令制定公布全文59條；並自公布日施行。之後除了持有證照的驗光人員才可以驗光之外，驗光人員也需要每6年接受繼續教育，才可以辦理執業執照更新，繼續執業。

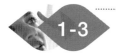

1-3　驗光人員相關法規制定、修正與廢止

一、驗光人員法

立法沿革		備註	
條次	日期	制定條文內容	修改條文內容
全文59條	・民國104年12月18日制定 ・民國105年01月06日公布	—	—

立法沿革		備註	
條次	日期	制定條文內容	修改條文內容
第8條	・民國107年11月30日修正 ・民國107年12月19日公布	1. 有下列情形之一者，不得發給執業執照；已領照者，廢止之： 一、經廢止驗光人員證書 二、經廢止驗光人員執業執照未滿一年 三、罹患精神疾病或身心狀況違常，經主管機關認定不能執行業務 2. 前項第三款原因消失後，仍得依本法規定申請執業執照 3. 主管機關依第1項第三款規定為認定時，應委請相關專科醫師鑑定	1. 有下列情形之一者，不得發給執業執照；已領照者，撤銷或廢止之： 一、經撤銷或廢止驗光人員證書 二、經廢止驗光人員執業執照未滿一年 三、有客觀事實認不能執行業務，經直轄市、縣（市）主管機關邀請相關專科醫師、驗光人員及學者專家組成小組認定 2. 前項第三款原因消失後，仍得依本法規定申請執業執照
第55條	・民國108年12月13日修正 ・民國109年01月15日公布	1. 外國人及華僑得依中華民國法律，應驗光人員考試 2. 前項考試及格，領有驗光人員證書之外國人及華僑，在中華民國執行業務，應依法經申請許可後，始得為之，並應遵守中華民國關於驗光人員之相關法令、專業倫理規範及驗光師公會或驗光生公會章程	1. 外國人得依中華民國法律，應驗光人員考試 2. 前項考試及格，領有驗光人員證書之外國人，在中華民國執行業務，應依法經申請許可後，始得為之，並應遵守中華民國關於驗光人員之相關法令、專業倫理規範及驗光師公會或驗光生公會章程

例題 1-1

一、選擇題

(   ) 1. 驗光人員法於何時公布施行？ (A)中華民國104年9月21日 (B)中華民國104年10月22日 (C)中華民國105年1月6日 (D)已公布尚未施行。

(   ) 2. 驗光人員法是屬於哪種類別的法規？ (A)法規命令 (B)法規草案 (C)法律 (D)行政規則。

(   ) 3. 下列哪種人員屬於照護眼睛的專業人員？ (A)眼科醫師 (B)驗光師 (C)配鏡師 (D)以上皆是。

(   ) 4. 下列何者還不是臺灣目前已通過立法的醫事人員？ (A)眼科醫師 (B)驗光師 (C)驗光生 (D)配鏡師。

二、情境題

案例1

「老闆，請問配一副眼鏡要多少錢？」，配眼鏡常常像在菜市場買菜送蔥似的「買眼鏡」模式，而非落實專業技術的「配眼鏡」，重價錢過於專業技術，而臺灣從業人員的技術良莠不齊，沒有正規的教育訓練與繼續教育等問題。

(   ) 1. 請依照案例1思考以下問題：這些長久以來的問題將隨著哪個法案的通過，藉由從業人員素質的提升，進而保障國民的眼睛健康？ (A)驗光師法 (B)驗光生法 (C)配鏡師法 (D)驗光人員法。

案例2

大家都知道，配眼鏡需要找經驗豐富的專業驗光才不致影響視覺功能，不良的眼鏡處方或製作，會嚴重影響學童的閱讀能力及學習意願，家長會擔心因此讓孩子輸在起跑點，影響孩子的一生。所以先進國家多是需要學有專長、合格的驗光師才能驗配眼鏡，臺灣目前已通過驗光人員法案，消費者不用再自求多福了。

（　）2.依照案例2來看，請問臺灣的驗光人員法案目前的進度：　(A)立法院三讀中　(B)已於中華民國104年12月14日公布施行　(C)已於中華民國105年1月6日公布施行　(D)已公布尚未施行。

解答

1. 選擇題：C　C　D　D
2. 情境題：D　C

二、專門職業及技術員特種考試驗光人員考試規則

於民國105年10月14日考試院考臺組壹一字第10500047981號令訂定發布全文15條；並自發布日起施行至110年1月7日止。

民國106年3月24日刪除發布原第13、14條條文；原第15條條文移列至第13條條文；並自發布日起施行至110年1月7日止。

現已於民國110年8月30日考試院考臺組壹一字第11000060281號公告廢止。

MEMO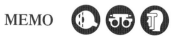

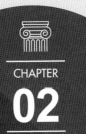

02

驗光人員法相關
法律名詞

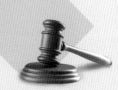

學習重點

讀完本章後，期望能瞭解：

驗光人員法、驗光人員法施行細則、驗光所的設置標準等法規
的各自位階關係

本章大綱

2-1　法的基本概念

2-2　驗光人員歸屬醫事人員

2-3　取得驗光人員資格的方法

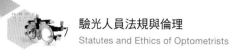
在瞭解驗光人員法之前，必須對法有一些基本的概念。

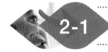

2-1 法的基本概念

　　法規指的是所有規範的統稱，我國法規的基本架構組成為憲法、法律及命令，依位階的高低來分，憲法最高、其次法律，最低階為命令。法律不得牴觸憲法，命令不得牴觸憲法或法律，下級機關訂定之命令不得牴觸上級機關訂定之命令。

→⊕ 表2-1 法的位階層級示意

憲法 (constitution)	由制憲國民大會制定	國家根本大法
法律(law)	由立法院制定	經立法院三讀通過，並且經總統公布得定名為「法」、「律」、「條例」與「通則」
命令(order)	由各機關發布	由行政機關自行發布者，稱為行政命令，通常以「規程」、「規則」、「細則」、「辦法」、「綱要」、「標準」或「準則」名稱來命名

註：請注意通則是法律位階，規則、細則是命令位階。

　　憲法是國家的根本大法，位階最高條文最少，凡是法律必須經過立法院三讀通過、總統公布的程序，法律的名稱可以是「法」、「律」、「條例」與「通則」，而命令則是由「法」、「律」、「條例」與「通則」，通常以「規程」、「規則」、「細則」、「辦法」、「綱要」、「標準」或「準則」名稱來命名。所以由最後的字可以判斷法規的位階與屬性。

　　驗光人員法於中華民國105年1月6日總統華總一義字第10400154071號令制定公布，所以驗光人員法的位階是法律。而緊接著相關的驗光人員法施行細則、驗光人員的執業登記及驗光所的設置標準以及驗光人員的考試規則等也就陸續由相關機關依據驗光人員法訂定，所以這些由行政機關自行發布的「細則」、「標準」、「規則」及「辦法」均屬於命令。

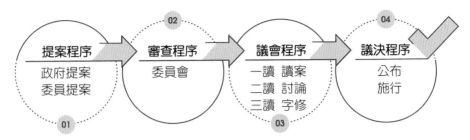

✎ 圖2-1　立法程序圖

資料來源：參考立法院全球資訊網資料製作。

表2-2　驗光人員相關法規實施時程一覽表

序號	日期（民國）	類別	法案名稱
1	105.10.14	法規命令	專門職業及技術人員特種考試驗光人員考試規則
2	105.10.14	法規命令	專門職業及技術人員高等暨普通考試驗光人員考試規則
3	105.10.07	法規命令	修正「醫事人員執業登記及繼續教育辦法」
4	105.10.06	法規命令	驗光人員法施行細則
5	105.09.20	法規命令	驗光所設置標準
6	105.01.06	法律	驗光人員法

資料來源：根據全國法規資料庫資料製作。

表2-3　驗光人員法規章數與條文數

法規名稱	章數	條文數
驗光人員法	6章	59條
驗光人員法施行細則	―	21條
驗光所設置標準	―	6條
醫事人員執業登記及繼續教育辦法	―	23條

資料來源：根據全國法規資料庫資料製作。

例題 2-1

一、選擇題

( ) 1. 請問民國105年1月6日公布施行的驗光人員法是屬於：(A)憲法　(B)法律　(C)命令　(D)以上皆非。

( ) 2. 驗光人員法施行細則是屬於哪種類別的法規？　(A)憲法　(B)草案　(C)法律　(D)命令。

( ) 3. 如果驗光人員法與驗光人員法施行細則有衝突時就法的位階而言　(A)驗光人員法施行細則將會無效　(B)驗光人員法無效　(C)看哪種有道理　(D)看哪種需要修改。

( ) 4. 就驗光人員法與驗光人員法施行細則而言何者為非？　(A)驗光人員法施行細則是根據驗光人員法而生，不能單獨存在　(B)在驗光人員法沒有規範到的驗光人員法施行細則有提到，則要按照驗光人員法施行細則來實行　(C)在驗光人員法施行細則沒有規範到的，需按驗光人員法的精神來實行，但是比較有彈性　(D)倘若驗光人員法和驗光人員法施行細則有衝突，則驗光人員法就會變成無效的規定。

二、情境題

案例

　　明年國考日期出爐。考選部最近指出，明年將舉辦19次考試，日期多與今年相近。配合驗光人員法今年1月6日公布施行，明年首次舉辦專技人員高普考試及特種考試驗光人員考試，在6月和7月考試。

　　至於首次舉辦的驗光人員考試，全部都是筆試，驗光師考5科，驗光生考4科，總成績60分才及格。考選部指出，考試資格及考試科目與及格方式等考試計畫仍需送考試院會通過。（摘自聯合報，2016.08.13）

請依照案例作答以下選項：

( )1. 驗光人員考試規則是屬於哪個位階？ (A)憲法 (B)法律 (C)命令 (D)以上皆非。

( )2. 有關專技人員高普考試及特種考試驗光人員考試，何者為非？ (A)為國家考試 (B)由考試院主辦 (C)由衛福部主辦 (D)屬專門職業及技術人員考試的一種。

解答

1. 選擇題：B D A D
2. 情境題：C C

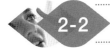

2-2 驗光人員歸屬醫事人員

驗光人員法立法通過後依據醫療法第10條第一項所載，有關醫事人員的定義為：

本法所稱醫事人員，係指領有中央主管機關核發之醫師、藥師、護理師、物理治療師、職能治療師、醫事檢驗師、醫事放射師、營養師、藥劑生、護士、助產士、物理治療生、職能治療生、醫事檢驗生、醫事放射士及其他醫事專門職業證書之人員。在此驗光人員為其他醫事專門職業證書之人員。

→⊕ 表2-4　我國醫事人員管理主要法規一覽表

序號	法規名稱	序號	法規名稱
1	醫師法	9	醫事檢驗生法
2	助產人員法	10	心理師法
3	藥師法	11	呼吸治療師法
4	營養師法	12	語言治療師法
5	護理人員法	13	聽力師法
6	物理治療師法	14	牙體技術師法
7	職能治療師法	15	驗光人員法
8	醫事檢驗師法		

心理師法
呼吸治療師法
護理人員法　　職能治療師法
物理治療師法　語言治療師法
醫師法　　　　　　　　　　醫事檢驗師法　牙體技術師法
藥師法　　　　　　　　　　醫事放射師法　聽力師法
助產人員法　　　　營養師法　　　　　　　　　　　　　驗光人員法

32年9月　　　　　　　73年5月　　80年5月　　90年11月　　105年1月
32年9月　　　　　　　　　　　　84年2月　　91年1月
32年9月　　　　　　　　　　　　86年5月　　97年7月
　　　　　　　　　　　　　　　　89年2月　　98年1月
　　　　　　　　　　　　　　　　89年2月　　98年1月

✎ 圖2-2　我國醫事人員管理法規公布時程圖（民國紀年）

資料來源：根據全國法規資料庫製作。

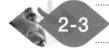

2-3　取得驗光人員資格的方法　○ ○ ○

　　須完成專門醫事職業教育後，參加國家考試及格，並領有醫事人員證書者，才能成為合法的醫事人員。

> 經醫事人員考試及格
> （考試院辦理）

> 領有醫事人員證書
> （衛福部核發）

✎ 圖2-3　醫事人員資格取得圖

一、有驗光人員證書始可執業

依此管道取得的驗光人員證書（李，2010；黃，2009）為我國目前現行的職業證照中考試院的「專門職業及技術人員考試證照」，與勞動部「技術士技能檢定」、各主管機關及民間專業團體（機構）訂定的證照不同，目的在確保及提升從業人員的素質，成為品質保證的機制，並且規定應領有證書才能執業。

二、驗光納入制度化之醫事管理

驗光人員法通過後將驗光納入制度化之醫事管理，在醫事機構（業務）管理上，將受醫療法及醫療機構設立標準的規範，以機構、業務之管理，當事人權利之保護，及均衡資源等為規範內容。驗光人員法為人員管理上的主要法規，從教育、考試、執業層面，將人員的資格、執業、業務與義務、公會組織等成為制度化的規範內容。

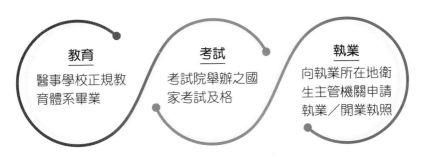

教育
醫事學校正規教育體系畢業

考試
考試院舉辦之國家考試及格

執業
向執業所在地衛生主管機關申請執業／開業執照

✎ 圖2-4　制度化之醫事管理內涵

例題 2-2

一、是非題

（　）1. 驗光師是醫事人員，驗光生還不是醫事人員。

（　）2. 要成為合格的驗光人員必須通過醫事人員考試並向考試院領取證書，才算完成。

二、選擇題

（　）1. 下列哪種證照是必須取得才可執業？　(A)專門職業及技術人員考試證照　(B)技術士技能檢定　(C)民間團體證照　(D)專業機構證照。

（　）2. 驗光人員證照是屬於下列哪種證照？　(A)專門職業及技術人員考試證照　(B)技術士技能檢定　(C)民間團體證照　(D)專業機構證照。

解答

1. 是非題：X　X

2. 選擇題：A　A

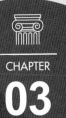

CHAPTER

03

驗光人員法解析

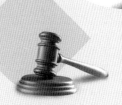

學習重點

讀完本章後，期望能瞭解：

1. 驗光人員法各法條的瞭解

2. 驗光人員應考及資格取得方式

3. 執業登記、停業、歇業等作業及期程

4. 驗光師（生）業務範圍

5. 驗光所機構與人員管理

6. 公會如何運作

7. 各項罰則處分內容與金額

8. 特種考試內容

本章大綱

3-1　總 則

3-2　執 業

3-3　開 業

3-4　公 會

3-5　罰 則

3-6　附 則

　　驗光人員法於中華民國105年1月6日總統華總一義字第10400154071號令制定公布，並自公布日施行。驗光人員法共計6章，第1章總則、第2章執業、第3章開業、第4章公會、第5章罰則、第6章附則，全文59條，各條文解析如以下各節說明。

表3-1　驗光人員法章數名稱與法條數分布

章　數	名　稱	法　條	法條數
第1章	總　則	第1條～第6條	6條
第2章	執　業	第7條～第14條	8條
第3章	開　業	第15條～第25條	11條
第4章	公　會	第26條～第40條	15條
第5章	罰　則	第41條～第54條	14條
第6章	附　則	第55條～第59條	5條
合計法條數			共59條

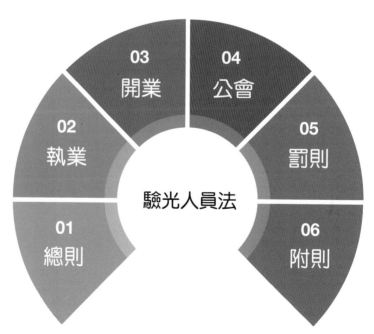

✎ 圖3-1　驗光人員法涵蓋的六個面向

例題 *3-1*

一、選擇題

( ) 1. 驗光人員法共計幾章？ (A) 4章 (B) 5章 (C) 6章 (D) 8章。

( ) 2. 驗光人員法總共有幾條？ (A) 39條 (B) 49條 (C) 59條 (D) 69條。

( ) 3. 驗光人員法第三章為何？ (A) 總則 (B) 開業 (C) 罰則 (D) 附則。

二、情境題

案例

　　新法明定，不具驗光人員資格，擅執行驗光業務者，處3萬元以上、15萬元以下罰鍰，但若是在中央主管機關認可機構，由醫師、驗光師指導下實習的相關醫學、驗光或視光系或自取得學位日起5年內畢業生，以及醫師指示下的護理人員、進行視力表量測者，都不在此限。（摘自自由時報，2015.12.18）

( ) 1. 有關驗光人員的處罰規定在驗光人員法的哪一章？ (A)第1章 (B)第3章 (C)第5章 (D)第6章。

解答

1. 選擇題：C　C　B

2. 情境題：C

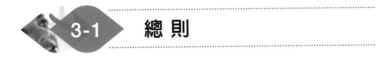

3-1　總則

　　條文第1條至第6條為總則。

一、資格要件

第1條　　中華民國國民經驗光師考試及格，並依本法領有驗光師證書者，得充驗光師。

中華民國國民經驗光生考試及格,並依本法領有驗光生證書者,得充驗光生。

本法所稱之驗光人員,指前二項之驗光師及驗光生。

不具驗光人員資格,擅自執行驗光業務者,依據驗光人員法第43條規定,處新台幣三萬元以上十五萬元以下罰鍰。

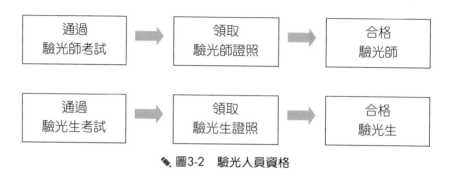

✎ 圖3-2　驗光人員資格

🏛 立法目的及法條解析

💬 法條解析

驗光人員分為驗光師與驗光生兩種。

法條一開始就讓大家知道要如何成為一位合法的驗光人員。法條上記載著成為驗光人員所需具備的條件。

1. 必須經考試及格。

2. 必須領有證書。

所以考試通過後還要記得請領驗光師(生)證照,持有證照才能成為名符其實的驗光人員。

外國人及僑生如果要成為本國驗光人員,也必須依本國法律規定參與考試並持有證書才可以,此部分的規定在法規第55條及第57條。

例題 3-2

一、選擇題

( )1. 驗光人員法所指的驗光人員是？ (A)驗光師與驗光生 (B)配鏡師與配鏡生 (C)驗光醫師 (D)眼科醫師。

( )2. 小明將來的工作要成為一位驗光師，請問哪樣證書是關鍵？ (A)視光科系畢業證書 (B)實習證明書 (C)驗光師證書 (D)驗光師考試及格證書。

二、情境題

案例

　　我國眼鏡業從事驗光配鏡工作人員為數眾多，為建立有效管理制度，保障從業人員權益與國人視力保健，立法院院會今晚三讀通過《驗光人員法》，明定若未取得驗光人員證書，不得擅自執行驗光業務。（摘自自由時報，2015.12.18）

( )1. 請問案例中的驗光人員證書屬哪一類型證書？ (A)勞動部之技能檢定證書 (B)教育部之驗光研習證書 (C)考試院國家專技人員考試及格證書 (D)衛福部之驗光師（生）證書。

( )2. 驗光人員證書在此指的是哪種證書？ (A)驗光師證書或驗光生證書 (B)驗光醫師證書 (C)驗配師證書 (D)以上皆可。

解答

1. 選擇題：A　C

2. 情境題：D　A

二、應考資格

第2條　　公立或立案之私立專科以上學校或符合教育部採認規定之國外專科以上學校驗光或視光系、科畢業，並經實習期滿成績及格，領有畢業證書者，得應驗光師考試。

公立或立案之私立高級醫事職業以上學校或符合教育部採認規定之國外高級醫事職業以上學校醫用光學技術、驗光或視光系、科畢業，並經實習期滿成績及格，領有畢業證書者，得應驗光生考試。

立法目的

驗光人員指的是驗光生及驗光師，此條文之立法目的主要為明確規範驗光師及驗光生的報考學歷跟應考資格（詳見圖3-3）。

法條解析

這條法條主要說明參加驗光人員考試應該具備的資格；而報考學歷即為驗光師與驗光生在應考資格上的差別。驗光師需要專科學校以上驗光或視光科系畢業才能應考，驗光生的學歷只需達高級職業學校醫用光學技術、驗光或視光科系畢業即可。

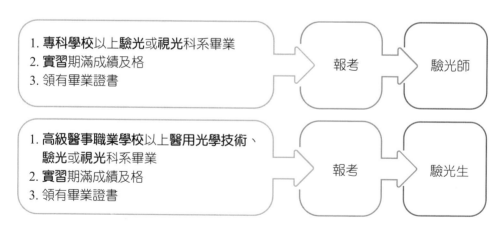

1. **專科學校**以上**驗光**或**視光**科系畢業
2. **實習**期滿成績及格
3. 領有畢業證書
→ 報考 → 驗光師

1. **高級醫事職業學校**以上**醫用光學技術、驗光**或**視光**科系畢業
2. **實習**期滿成績及格
3. 領有畢業證書
→ 報考 → 驗光生

圖3-3　驗光人員應考資格

例題 ┃ **3-3**

一、選擇題

( ) 1. 小明報名參加驗光師考試，卻必須補文件，可能是欠缺哪一種資料？
(A)實習成績及格證明文件　(B)畢業證書影本　(C)以上都有可能。

( ) 2. 小明從國外的視光科系畢業，卻無法參加國內的驗光人員考試，可能的
原因是？　(A)該校沒有獲得教育部採認　(B)該校沒有實習課程　(C)學
歷不夠　(D)以上皆有可能。

二、情境題

案例

　　小美去年十月至A眼鏡行配鏡，原本右眼：近視－3.00D、左眼：近視－
2.75D；保持了13年；重新驗光的結果顯示：右眼：近視－4.00D、左眼：近
視－5.00D，配戴眼鏡後頭暈想吐，身體很不舒服，向店員反應，店員表示多出
來的度數是贈送的。

( ) 1. 驗光人員法通過後，符合規範的眼鏡公司型態不一定要具備：　(A)合格
的驗光人員　(B)合理的收費　(C)提供低於市價的收費　(D)符合規範的
設備。

( ) 2. 驗光人員法通過後，下列哪種不一定是驗光人員法所稱之為可以執業的
驗光人員？　(A)店裡的服務人員　(B)領照的驗光生　(C)領照的驗光師
(D)執業的驗光所負責人。

解答

1. 選擇題：C　D

2. 情境題：C　A

三、主管機構

第3條　　本法所稱主管機關：在中央為衛生福利部；在直轄市為直轄市政府；
在縣（市）為縣（市）政府。

📋 法條解析

此條法規主要在解釋驗光人員法條中所指的主管機關。

各主管單位有各自的職責與業務，中央單位主要掌理制度的制定與督導，地方單位負責辦理各項執行層面的業務（詳見表3-2所整理）。

⊕ 表3-2　驗光人員主管機構及其權責

	衛生福利部	
中央	核發驗光人員證書	第4條
	訂定執業執照及其他相關辦法	第7條
	訂立驗光所相關規定及標準	第15條
	訂定驗光人員法施行細則	第58條
	直轄市政府／縣（市）政府	
地方	執業執照申請、更新、換發、補發	第7條
	執業執照註銷	第10/11條
	驗光人員停業、歇業備查	第10條
	驗光所設立登記及執照核發	第15條
	驗光所代理者備查	第17條
	驗光所停業、歇業備查	第18條
	驗光所登記事項變更登記	第18條
	驗光所遷移或復業	第18條
	核定驗光所收費標準	第21條

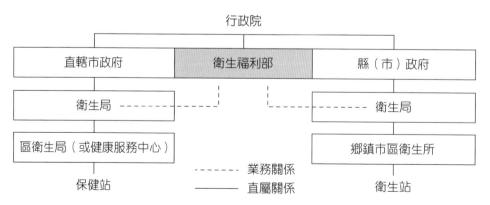

✎ 圖3-4　我國現行衛生組織架構

資料來源：行政院衛生福利部。

例題 | 3-4 ▶

一、選擇題

（　）1. 驗光人員的主管機構在中央是指下列何者？　(A)內政部　(B)衛生福利部　(C)立法院　(D)勞動部。

（　）2. 下列何者不是驗光人員的主管機構？　(A)內政部　(B)衛生福利部　(C)直轄市政府衛生局　(D)縣（市）政府衛生局。

（　）3. 下列何者不是驗光人員的地方主管機構？　(A)衛生福利部　(B)直轄市政府衛生局　(C)縣政府衛生局　(D)以上皆非。

二、情境題

案例

　　我國衛生行政組織原分為「中央、省、縣（市）」等三級，配合民國88年「地方制度法」公布施行，及政府完成「精簡臺灣省政府組織」作業後，衛生行政組織業已簡化為「中央、直轄市及縣（市）」二級。在中央，衛生福利部為我國最高衛生及社會福利行政機關，負責全國衛生及社會福利行政事務，並對各級地方衛生及社會福利機關負有業務指導、監督和協調的責任（摘自衛生福利部網站，2014.05.21）。

（　）1. 依據驗光人員法所訂，驗光人員的主管單位目前分為幾級？　(A)四級　(B)三級　(C)二級　(D)一級。

（　）2. 據驗光人員法所訂中央與直轄市及縣（市）為：　(A)平行單位　(B)上下單位　(C)不相關單位　(D)尚無權責劃分。

解答

1. 選擇題：B　A　A

2. 情境題：C　B

四、證書核發

第4條　　請領驗光人員證書，應檢具申請書及資格證明文件，送請中央主管機關核發之。

📑 法條解析

本條文在確認驗光人員證書的申請及核發單位，證書請領流程詳見圖3-5。

當通過國家考試後，即使拿到考試院考試及格證明還不能算是驗光人員，後續必須依照流程向衛生福利部申請驗光師（生）證書，待拿到此份經由衛福部核發的證書時才算正式成為驗光人員（驗光師或驗光生）。

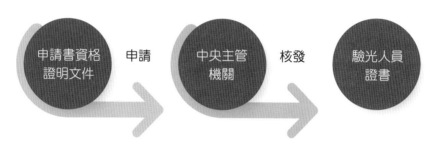

📎 圖3-5　驗光人員證書請領作業

例題 | 3-5 ▶

一、選擇題

（　）1. 小明視光科畢業2年，參加驗光生考試及格，剛剛收到考試及格證書，請問小明在此時間點的驗光人員資格是？　(A)馬上可以在眼鏡行幫人驗光　(B)馬上可以指導實習生驗光　(C)可以申請驗光生證書　(D)可以馬上成立驗光所。

二、情境題

案例

　　下圖為某單位線上申辦服務系統，依照其操作介面回答以下問題：

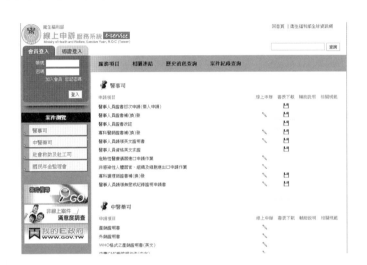

（　　）1. 請問驗光人員證書申請、證書補（換）發、證書改註等作業，應該向何
　　　　　單位申請？　(A)衛生福利部　(B)衛生局　(C)考選部　(D)銓敘部。

解答

1. 選擇題：C

2. 情境題：A

───

第5條　　非領有驗光人員證書者，不得使用驗光人員名稱。

📧 法條解析

　　這條規定除了奠定驗光人員的社會地位外，也保障了驗光人員的基本權
益。對一般民眾而言，在罹患眼部相關疾病或因眼科相關問題而前往診所看診
時，也可藉由驗光人員證照來確認自身是否將能獲得更加專業及有品質的驗光
保障。

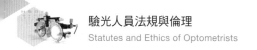

例題 | 3-6 ▶

一、選擇題

（　）1. 根據驗光人員法第5條規定，哪種人員才能使用驗光師的名稱？　(A)驗光或視光系、科畢業生　(B)驗光或視光系、科的實習生　(C)通過驗光生特考及格的人　(D)持有驗光師證書的人。

二、情境題

案例1

食品藥物管理署聯合全國衛生局執行全國性稽查計畫。稽查結果分別查獲由非藥事人員販賣藥品、藥師違反藥師法涉二處執業、醫療器材及化妝品疑涉標示不符規定衛生局皆依法進行處罰。

食藥署表示稽查計畫是針對藥妝店進行查核，看藥事人員是否有親自執業，是否有未具藥師身分者販售藥品等違法情事，並查核其是否有販賣售偽劣禁藥等情形，以及其所販售產品標示是否符合規定。

（　）1. 依據案例1，驗光人員法通過後，未取得驗光人員資格者可以幫民眾驗光但是不可以冒充驗光師的名義。（是非題）

案例2

某新聞刊登甲縣衛生局接獲檢舉，有一家診所的醫師，沒有醫師資格竟從事醫療行為，衛生局人員會同警方一起前往稽查，果然發現該負責人沒有醫師執照。這家診所開設至今，都是2人輪流看診，檢警除查扣治療台等器具，並將涉嫌違反的兩人依法起訴外，兩人從業以來的不法所得也將被沒收。

（　）2. 依據案例2，並依驗光人員法第幾條規定，沒有驗光人員證書的人，不可以使用驗光人員名稱執業？　(A)第1條　(B)第5條　(C)第25條　(D)第59條。

解答 ▶

1. 選擇題：D

2. 情境題：X　B

違反本條規定，未領有驗光人員證書，使用驗光人員名稱，依據第44條規定將處新台幣三萬元以上十五萬元以下罰鍰。

五、證書廢止

第6條　　曾受本法所定廢止驗光人員證書處分者，不得充驗光人員。

💬 法條解析

依據此項法條規定，驗光師（生）一旦在此行業犯了相當重大的缺失或違反規範，將會受到廢止證書的處分，後果即為不能再繼續從事這個行業。就算重新進行考試，也無法領到驗光師（生）證書及再次申請執業執照。

例題 ┃ 3-7 ▶

一、選擇題

（　　）1. 小明受到廢止驗光師（生）證書的處分，依據驗光人員法的規定，下列何者為對？　(A)需要重新考試、重新申請　(B)滿六年後向主管機關辦理恢復證書申請　(C)終生不能再當驗光師（生）　(D)依情節輕重做不同的處分。

二、情境題

案例 ▶

某報刊登某知名的醫學大學附設醫院醫生因行為嚴重違反醫學倫理、違反醫院規章，衛生局要求院方進行說明；衛福部表示若有受害者提告，涉案人員遭判刑，即可廢止他的醫師證書，將無法再執業。

（　　）1. 驗光人員如果同上述案例遭判刑確定，將會：　(A)將被廢止驗光人員證書　(B)需要重考驗光人員資格考　(C)需要重新請領驗光人員證書　(D)需要重新申請執業證書。

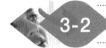

解答

1. 選擇題：C

2. 情境題：A

3-2　執　業

一、申請執業登記

第7條　驗光人員應向執業所在地直轄市、縣（市）主管機關申請執業登記，
領有執業執照，始得執業。

驗光人員執業，應每六年接受一定時數之繼續教育，始得辦理執業執
照更新。

第一項申請執業登記之資格、條件、應檢附文件、執業執照發給、換
發、補發與前項執業執照更新、繼續教育之課程內容、積分、實施方
式、完成繼續教育之認定及其他應遵行事項之辦法，由中央主管機關
定之。

罰則〔罰鍰（1~5萬）＋停業（1月~1年）〕

違反本條第一項規定，未辦理執業登記而執行業務。違反本條第二項
規定，執業執照到期未辦理更新仍繼續執行業務。依據第47條規定將
處新台幣一萬元以上五萬元以下罰鍰，並令其限期改善；屆期未改善
者，處一個月以上一年以下停業處分。

📑 法條解析

此條法規內容主要闡述的為當您取得驗光人員資格後，無論是打算自營還
是受雇，都需要向執業當地的主管單位申請執業登記，等領到當地主管單位核
發執業執照後才可以執業。

　　申請到的執業執照有效期限是六年，所以在這段期間內需持續不斷的充實相關知識，儲存足夠的積分，並妥善保存這些資料，以便換照使用。

　　這個法條的立意主要在於提醒驗光人員經由定期的更新執業執照，來確保醫事人員於執業期間，能夠維持一定水準的專業知能。

執業登記證主管機構權責

中央　│ 訂定相關辦法 │

地方　│ 受理執業執照申請、更新、換發、補發 │

執業登記證申領與更新

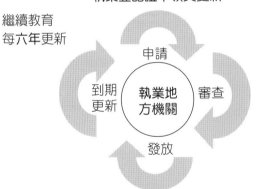

繼續教育
每六年更新

申請
審查
發放
到期更新

執業地方機關

✎ 圖3-6　執業登記證主管機構權責

▶ 例題 │ **3-8** ▶

一、選擇題

（　）1. 驗光人員法的規定，驗光師（生）執業執照每幾年要更新一次？　(A)每1年　(B)每3年　(C)每6年　(D)永久有效。

（　）2. 驗光師（生）證書有效期限多久？　(A) 3年　(B) 4年　(C) 6年　(D)跟驗光師（生）壽命等長。

（　）3. 依據驗光人員法第7條的規定，驗光師（生）必須取得哪一項證照，才能開始正式在受雇單位工作？　(A)驗光或視光系、科畢業證書　(B)驗光師（生）證書　(C)驗光師（生）執業執照　(D)驗光師（生）考試及格證書。

（　）4. 哪一項證書需向中央主管機構申請？　(A)驗光或視光系、科畢業證書　(B)驗光師（生）證書　(C)驗光師（生）執業執照　(D)驗光人員公會會員證書。

（　）5. 哪種證書由考試院取得？　(A)驗光或視光系、科畢業證書　(B)驗光師（生）證書　(C)驗光師（生）執業執照　(D)驗光師（生）考試及格證書。

二、情境題

案例

　　B報刊登新聞報導指出，某職類醫師全國公會聯合會，日前找立法委員針對其中與公會相關部分條文進行提案，其中包含再教育的相關規定，修正草案至今仍在審議當中。

（　）1. 依照該案例，驗光人員法通過後，依規定滿幾年後需接受繼續教育來更新執業執照？　(A)每一年　(B)每五年　(C)每六年　(D)沒有年限。

解答

1. 選擇題：C　D　C　B　D

2. 情境題：C

二、執業登記管理

第8條　　有下列情形之一者，不得發給執業執照；已領照者，撤銷或廢止之：

一、經撤銷或廢止驗光人員證書。

二、經廢止驗光人員執業執照未滿一年。

三、有客觀事實認不能執行業務，經直轄市、縣（市）主管機關邀請相關專科醫師、驗光人員及學者專家組成小組認定。

前項第三款原因消失後，仍得依本法規定申請執業執照。

📬 法條解析

此法規主要在解釋主管機關對於執業執照的管理，並依驗光人員法規範有三種情況之下無法申請到執業執照。

📬 補充說明

此條法規於中華民國107年12月19日修正，修正理由如下：

一、考量實務上有「撤銷或廢止驗光人員證書」之情事（例如以虛偽不實文件取得應考資格者），爰修正第一項第一款為「撤銷或廢止」，並配合於第一項本文新增「撤銷或」等文字。

二、為落實身心障礙者權利公約之精神，保障身心障礙者享有與其他人平等之工作權利，對涉及以特定疾病或隱含以身心障礙者為就業限制之規定，予以檢討，爰修正第一項第三款及整併第三項至該款，說明如下：

（一）考量醫事人員執業直接涉及影響人民生命健康，且原驗光人員法對於驗光人員有不能執行業務（例如：身體、心理或其他狀況影響執業能力）時，並無其他可取代處理之規定，為保護其執業過程中受服務者及己身之安全，爰將第一項第三款之「罹患精神疾病或身心狀況違常」修正為「有客觀事實認不能執行業務」。

（二）原第三項併入第一項第三款，並配合第五十四條規定之中央與直轄
市、縣（市）主管機關權責劃分，爰將第一項第三款所定「主管機
關」修正為「直轄市、縣（市）主管機關」，並強化客觀認定機制為
「邀請相關專科醫師、驗光人員及學者專家組成小組認定」。

三、第二項未修正。

例題 | 3-9 ▶

一、選擇題

（　）1. 小明申請不到驗光人員執業執照，可能的原因是？　(A)他的驗光人員證
書被廢止了　(B)他的驗光人員執業執照被廢止還未滿一年　(C)有客觀
事實認不能執行業務　(D)以上都有可能。

解答　D

三、機構設置管理

第9條　　驗光人員執業以一處為限，並應在所在地直轄市、縣（市）主管機關
核准登記之醫療機構、驗光所、眼鏡公司（商號）或其他經中央主管
機關認可之機構為之。但機構間之支援或經事先報准者，不在此限。

　　　　無第9條但書規定情形，而在登記執業地點以外之其他地點執行業
務。依據第47條規定，處新台幣一萬元以上五萬元以下罰鍰，並令其
限期改善；屆期未改善者，處一個月以上一年以下停業處分。

法條解析

　　此條法規限制驗光人員只能在一個地方工作，並且清楚規定可以工作的地
點（見圖3-7）。

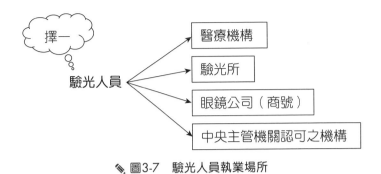

◈ 圖3-7 驗光人員執業場所

例題 | 3-10

一、選擇題

( ) 1. 驗光人員可以在下列哪裡執業,經主管機關核准登記之? (A)醫療機構 (B)驗光所 (C)眼鏡公司(商號) (D)以上皆是。

二、情境題

案例

　　食品藥物管理署聯合全國衛生局執行全國性稽查計畫。稽查結果分別查獲由非藥事人員販賣藥品、藥師違反藥師法涉二處執業、醫療器材及化妝品疑涉標示不符規定衛生局皆依法進行處罰。

　　食藥署表示稽查計畫是針對藥妝店進行查核,看藥事人員是否有親自執業,是否有未具藥師身分者販售藥品等違法情事,並查核其是否有販賣售偽劣禁藥等情形,以及其所販售產品標示是否符合規定。

( ) 1. 依本案例,驗光人員法通過後,驗光人員執業: (A)以一處為限 (B)可在所在地主管機關核准登記之醫療機構、依法規定之執業處所或其他經主管機關認可之機構執業 (C)不符規定將罰新台幣一萬元以上五萬元以下罰鍰 (D)以上皆是。

解答

1. 選擇題：D
2. 情境題：D

四、停業或歇業管理

第10條　驗光人員停業或歇業時，應自事實發生之日起三十日內，報請原發執業執照機關備查。前項停業之期間，以一年為限；逾一年者，應辦理歇業。驗光人員變更執業處所或復業者，準用第7條關於執業之規定。驗光人員死亡者，由原發執業執照機關註銷其執業執照。

　　　　違反本條第一項規定，未於停業或歇業事實發生之日起三十日內，報請原發執業執照機關備查。違反本條第三項規定，變更執業處所或復業，未辦理執業登記。依據第47條，處新台幣一萬元以上五萬元以下罰鍰，並令其限期改善；屆期未改善者，處一個月以上一年以下停業處分。

法條解析

　　此條法規主要規範驗光人員在執業的過程中如果有遇到需要「停業」或者「歇業」的情況時，都需告知原先發執照的機構；執業執照各項申請類別依據內容整理如表3-3。

表3-3　執業執照各項申請類別

類別	停業	歇業（廢業）	執業	變更（換發）	補發	執照更新
條文	第10條	第10條	第7條	第7條	第7條	第7條

例題 3-11

一、選擇題

( ) 1. 驗光人員停業多久應該辦理歇業？ (A)一個月 (B) 30天 (C)一年 (D)無此規定。

( ) 2. 驗光師（生）發生「歇業」的情形，應該從原因發生日起算，多少天之內報請主管機關備查？ (A)一週內 (B)三十日內 (C)一個月內 (D)有報備即可。

( ) 3. 驗光人員「停業」最長的時間可以多久？ (A)一個月 (B) 30天 (C)三個月 (D)一年。

二、情境題

案例

中壢市某牙醫診所向民眾收取治療費用2萬元頭期款，拔牙後回診發現診所關門！桃園衛生局18日上午派員前往該診所稽查，發現診所內部已搬空，且招牌已拆除。衛生局指出：依據醫療法第23條規定：「醫療機構歇業、停業時，應於事實發生後三十日內，報請原發開業執照機關備查。前項停業之期間，以一年為限；逾一年者，應於屆至日起三十日內辦理歇業。（摘自大紀元，2014.08.18）

( ) 1. 請問驗光人員停業或歇業時，應自事實發生之日起幾日內，報請原發執業執照機關備查？ (A) 3天 (B) 7天 (C) 一個月 (D) 30天。

解答

1. 選擇題：C　B　D

2. 情境題：D

五、公會組織管理

第11條　驗光師或驗光生執業，應加入所在地驗光師公會或驗光生公會。驗光師公會或驗光生公會不得拒絕具有入會資格者入會。驗光人員死亡者，由原發執業執照機關註銷其執業執照。

違反本條第一項規定，執業時未加入所在地公會。驗光師公會或驗光生公會違反本條第二項規定者，由人民團體主管機關處新台幣一萬元以上五萬元以下罰鍰，並令其限期改；屆期未改善者，按次處罰。依據第47條規定處新台幣一萬元以上五萬元以下罰鍰，並令其限期改善；屆期未改善者，處一個月以上一年以下停業處分。

📑 法條解析

驗光師（生）執業前需要先加入當地的公會，但是為了避免無法入會的情況，所以在法條上特別設有保護的規定。

驗光師（生）執照，除非有特殊情況被註銷，不然直到死亡執照終身有效。

例題 3-12

一、選擇題

（　　）1. 下列哪種人員申請入會時，公會可以拒絕其入會？　(A)會危及其他會員收入的人　(B)想要競選理監事的人　(C)多數會員討厭的人　(D)不具入會資格者。

（　　）2. 小明設籍在台北市，在台中市求學、住在台南市、想要在高雄市工作，請問他要加入哪個地區的驗光人員公會？　(A)高雄市　(B)台南市　(C)台中市　(D)台北市。

（　）3. 小明設籍在台北市，目前在台南市受雇執業，現已準備要換到高雄市工作，請問他需要準備加入哪個地區的驗光人員公會？　(A)台北市，設籍地一勞永逸　(B)台南市，已經有入會，不用再變更　(C)高雄市，與執業地點相同　(D)只要有入會即可，沒有特殊規定。

解答　D　A　C

六、業務範圍規定

第12條　驗光師之業務範圍如下：

一、非侵入性之眼球屈光狀態測量及相關驗光，包含為一般隱形眼鏡配鏡所為之驗光；十五歲以下者應於眼科醫師指導下為之。但未滿六歲兒童之驗光，不得為之。

二、一般隱形眼鏡之配鏡。

三、低視力者輔助器具之教導使用。

四、其他依醫師開具之照會單或醫囑單所為之驗光。

驗光生之業務範圍如下：

一、一般性近視、遠視、散光及老花之驗光，包含為一般隱形眼鏡配鏡所為之驗光；十五歲以下者應於眼科醫師指導下為之。但未滿六歲兒童之驗光，不得為之。

二、一般隱形眼鏡之配鏡。

三、其他依醫師開具之照會單或醫囑單所為之驗光。

驗光人員執行業務，發現視力不能矯正至正常者，應轉介至醫療機構診治。

違反本條第一項第一款但書或第二項第一款但書，為未滿六歲之兒童驗光。及違反本條第三項，未將當事人轉介至醫療機構。依據第45條規定，處新台幣二萬元以上十萬元以下罰鍰；其情節重大者，並處一個月以上一年以下停業處分或廢止其執業執照。

法條解析

此條主要在劃分驗光師、驗光生與眼科醫師在驗光這塊的執業範圍（詳見下表所整理）；驗光師與驗光生負責業務較為相異之處僅在於能不能進行低視力輔助器具之教導使用。

另外，驗光人員在發現服務對象視力無法矯正到正常情形時，也應該要將其轉介到醫療機構。

名詞解釋

醫囑單：醫囑是指醫師在醫療活動中下達的醫學指令，為病人制定各種診療的具體措施，醫囑單必須經主治醫師親自填寫，如實習醫生填寫需代教老師批准審查後方可有效。

人員	年齡＞15歲							15歲以下驗光	6歲以下驗光
	驗光					隱形眼鏡驗配	低視力輔具		
	近視	遠視	散光	老花	照會單、醫囑單				
驗光生	√	√	√	√	√	√	×	需要有眼科醫師的指導	×
驗光師	√	√	√	√	√	√	√	需要有眼科醫師的指導	×
眼科醫師	√								

例題 3-13

一、選擇題

（ ）1. 驗光師可以為下列哪種年齡層的人驗光？ (A)幼兒園小朋友 (B)初生嬰兒 (C) 70歲的長者 (D)沒有年齡限制。

（　　）2. 驗光生不可以執行下列哪項業務？　(A)近視驗光　(B)遠視驗光　(C)老花驗光　(D)低視力輔具器具使用教導。

（　　）3. 哪種年齡層的患者需要眼科醫師的指導，驗光人員才可以為其驗光？
(A) 1~6歲　(B) 6~15歲　(C) 15~20歲　(D) 20~25歲。

二、情境題

案例

小兒近視約150度，小一（7足歲），想幫他配副眼鏡，但是他年紀還太小，覺得眼鏡對他的學習真的很重要，想請大家推薦一下比較厲害的驗光師，另外也希望推薦好戴、適用兒童的眼鏡。

（　　）1. 本案例依據驗光人員法，處理原則為：　(A)可以直接驗光　(B)驗光師才可以驗光，驗光生不可以　(C)不可以驗光　(D)需要有眼科醫師的指導，驗光人員才可執行驗光。

解答

1. 選擇題：C　D　B

2. 情境題：D

七、執業規範

第13條　驗光人員執行業務，應製作記錄，簽名或蓋章及加註執行年、月、日，並應依當事人要求，提供驗光結果報告及簽名或蓋章。

🗨 法條解析

驗光人員執行業務，所製作的記錄屬於醫療業務文書的一部分，除了記錄專業對當事人的判斷和處置外也常作為糾紛鑑定及品質審核等，其記載方式、資料之製作及保存均等不可隨意馬虎，所以除了正確記載外，也不可以偽造、變造與登載不實，以免涉及法律責任。

補充說明

1. 未依規定可能涉及的法律責任

(1) 民事法規：侵權行為、隱私權之侵犯。

(2) 刑事法規：偽造、變造文書、業務登載不實、詐欺取財。

(3) 行政法規：洩漏職務上之祕密。

2. 醫療法第68條

醫事人員親自記載病歷或製作記錄，並簽名或蓋章及加註執行年月日。病歷或記錄如有增刪，應於增刪處簽名或蓋章及註明年、月、日；刪改部分，應以畫線去除，不得塗毀。

3. 刑事法規

(1) 第210條（偽造變造私文書罪）：偽造、變造私文書，足以生損害於公眾或他人者，處五年以下有期徒刑。

(2) 第211條（偽造變造公文書罪）：偽造、變造公文書，足以生損害於公眾或他人者，處一年以上七年以下有期徒刑。

違反本條者依據第49條規定，處新台幣一萬元以上五萬元以下罰鍰。

例題 | **3-14**

一、選擇題

( )1. 驗光人員執行業務時，其記錄上不一定需要有？ (A)驗光師（生）的出生年月日 (B)執行日期 (C)可辨識當事人的基本資料 (D)驗光人員的簽名或蓋章。

( )2. 驗光人員執行業務時，下列哪一項不一定需要？ (A)記錄上要有驗光人員簽名或蓋章 (B)記錄上要載明執行的日期 (C)當事人的姓名與驗光處方 (D)如果當事人表示不需要，也一定要提供驗光結果報告。

二、情境題

案例

　　某報報導有病患向衛生局檢舉檢查報告正常數據資料被醫師竄改為不正常數據，醫師要求施打3萬元的藥劑讓他白花錢。衛生所獲報前往稽查，醫師也坦承確實更改病患病歷，藥劑則是自行調製，最後醫師被依偽造文書罪嫌移送，並調查是否有超收醫療費用。請問：

（　　）1. 驗光人員執行業務，應製作記錄、簽名或蓋章及加註執行年、月、日之規定為驗光人員法第幾條規定？　(A)第1條　(B)第13條　(C)第35條 (D)第58條。

解答

1. 選擇題：A　D

2. 情境題：B

第14條　　驗光人員受衛生、司法或司法警察機關詢問時，不得為虛偽之陳述或報告。

　　　　　違反本條，為虛偽之陳述或報告。依據第45條規定，處新台幣二萬元以上十萬元以下罰鍰。

💬 **法條解析**

　　法律規定驗光人員務必要配合衛生機關、司法機關或司法警察機關的詢問，不可以有不實的回應。

例題 | *3-15*

一、選擇題

（　　）1. 依本法14條規定，驗光師（生）有義務配合哪個機關的詢問？　(A)衛生機關　(B)稅務單位　(C)勞工單位　(D)學術研究單位。

（　）2. 依據驗光人員法第14條規定，驗光人員受下列哪種機關詢問時，不得有虛偽之陳述或報告？　(A)衛生機關　(B)司法機關　(C)司法警察機關　(D)以上皆是。

解答　　A　D

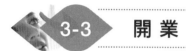

3-3　開　業

一、機構設置管理

第15條　驗光所之設立，應以驗光人員為申請人，向所在地直轄市、縣（市）主管機關申請核准登記，發給開業執照，始得為之。

前項申請設立驗光所之驗光師，以在第9條所定之機構執行業務二年以上者為限；申請設立驗光所之驗光生，以在第9條所定之機構執行業務五年以上者為限。

前項執行業務年資之採計，以領有驗光人員證書並依法向直轄市、縣（市）主管機關辦理執業登記者為限。但於本法公布施行前已執行業務者，其實際服務年資得併予採計。

驗光所之名稱使用、變更，應以所在地直轄市、縣（市）主管機關核准者為限。

非驗光所，不得使用驗光所或類似之名稱。驗光所之名稱使用與變更、申請條件、程序及設置標準，由中央主管機關定之。

經中央主管機關依第9條規定認可之機構，設有驗光業務之單位或部門者，準用前項之規定。

違反本條第一項，依據第46條規定驗光人員設立驗光所，未向主管機關申請開業規定，處新台幣二萬元以上十萬元以下罰鍰。

違反本條第四項，使用或變更驗光所名稱未經所在地直轄市、縣（市）主管機關核准，依據第48條規定，處新台幣一萬元以上五萬元以下罰鍰，並令其限期改善；屆期未改善者，處一個月以上一年以下停業處分。

違反本條第五項，非驗光所，使用驗光所或類似名稱，依據第44條規定處新台幣三萬元以上十五萬元以下罰鍰。

違反本條第六項，所定之驗光所設置標準，依據第48條規定處新台幣一萬元以上五萬元以下罰鍰，並令其限期改善；屆期未改善者，處一個月以上一年以下停業處分。

法條解析

此條法規主要在詳細制定驗光所申請開業條件，整理見圖3-8。

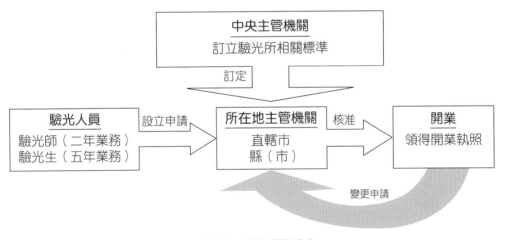

✎ 圖3-8　驗光所的設立

必須要注意的是在「以領有驗光人員證書並依法向直轄市、縣（市）主管機關辦理執業登記者為限」這句話，容易讓考生對於執行業務年資的採計方式產生困惑，因為領到驗光人員證書後到領執業證書中間時間的長短，每個驗光人員不一定相同，所以在辦法公布後才進入職場的應該以拿到執業證書後的執業年資開始採計。辦法公布前就開始執業者，其實際年資得以併入計算。

補充說明

機構：醫療法第15條「醫療機構之開業，應向所在地直轄市、縣（市）主管機關申請核准登記，經發給開業執照，始得為之；其登記事項如有變更，應於事實發生之日起30日內辦理變更登記」。

例題 | 3-16 ▶

一、選擇題

( )1. 以下哪種身分的人可以開設驗光所？ (A)具有二年以上執業經驗的驗光師 (B)具有二年以上執業經驗的驗光生 (C)具有二年以上驗光生證照的驗光生 (D)具有二年以上驗光生證照的驗光師。

( )2. 以下哪種身分的人可以開設驗光所？ (A)具有五年以上執業經驗的驗光生 (B)具有五年以上驗光生證照的驗光生 (C)具有五年以上工作經驗的門市服務人員 (D)具有一年以上執業經驗的驗光師。

( )3. 小明剛取得驗光生執照，就立刻可以合法的開設驗光所，最可能的原因是什麼？ (A)併入計算法律公布之前年資，小明實際執行業務滿一年以上 (B)併入計算法律公布之前年資，小明實際執行業務滿二年以上 (C)併入計算法律公布之前年資，小明實際執行業務滿五年以上 (D)小明在法律公布之前就已經開始執行業務，所以沒有年資採計問題。

解答 A A C

第16條　驗光所應以其申請人為負責驗光人員，對該機構業務負督導責任。

違反本條，負責驗光人員對驗光所業務未負督導責任。依第48條規定處新台幣一萬元以上五萬元以下罰鍰，並令其限期改善；屆期未改善者，處一個月以上一年以下停業處分。

申請人＝驗光人員＝督導業務

法條解析

這條規定在意義上是為了防止有人「租牌」來開設驗光所，無論是驗光生或驗光師均可以申請設立驗光所，但是負責驗光的人員必須是已提出申請的該位驗光人員，並且該位提出設立申請的驗光師（生）也必須督導此驗光所的業務。

例題│3-17

一、選擇題

（　）1.驗光所的驗光人員應該由誰擔任？　(A)驗光所的申請人　(B)驗光所的負責人　(C)負責監督該驗光所業務的人員　(D)以上皆是。

二、情境題

案例

小女嬰遭到電毯燙傷，讓人看了好不捨，但到底這樣的疏失是誰的問題。現在新北市衛生局也介入調查，要求診所再做一次當時的狀況，就發現照護女嬰的阮姓護理師在檢查女嬰體溫時沒有用體溫計，將她以違反護理人員法被處以1~12個月停業處分；診所則裁罰以未督導醫事人員依法執行業務開罰5萬到25萬元。（摘自東森新聞，2014.07.16）

（　）1.下列何者應對驗光所負督導責任？　(A)申請人　(B)負責驗光人員　(C)以上皆是　(D)以上皆非。

（　）2.負責驗光人員對驗光所業務未盡督導責任，將開罰：　(A) 1~5萬元　(B) 5~10萬元　(C) 5~20萬元　(D) 5~25萬元。

解答

1. 選擇題：D

2. 情境題：C　A

二、驗光所代理人員規範

第17條　驗光所之負責驗光人員因故不能執行業務時，應指定合於第15條第二項規定資格者代理之。代理期間超過四十五日者，應由被代理者報請原發開業執照機關備查。前項代理期間，最長不得逾一年。

　　違反本條第一項規定，負責驗光人員因故不能執行業務，未指定符合資格者代理或代理期間超過四十五日未報請主管機關備查，依第48條規定，處新台幣一萬元以上五萬元以下罰鍰，並令其限期改善；屆期未改善者，處一個月以上一年以下停業處分。

📰 法條解析

　　此條法規主要規範負責驗光所的驗光人員若因個人私事無法親自執業時，必須先找好代理人執行其業務，且要協助代理業務的人員也必須要有同樣可設立驗光所資格的人才可以進行代理，如圖3-9說明。

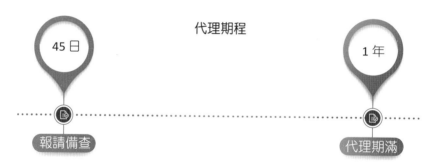

代理期程

45 日　　　　　　　　　　　　　　　　1 年

報請備查　　　　　　　　　　　　　　代理期滿

✎ 圖3-9　代理期程

例題 3-18

一、選擇題

（　）1. 有關驗光所的設立與管理，下列哪一項是正確的？　(A)負責人因故不能執行業務，應由合法的代理人代理　(B)只有驗光師才可以當負責人　(C)驗光生不可以當負責人　(D)代理期間超過30日者，應由被代理者報請原發開業執照機關備查。

（　）2.驗光所的負責人因故不能執行業務時，應該如何處理？　(A)由職務次高的主管負責　(B)不能由其他人驗光，所以須暫時停業　(C)由有代理人資格的人暫時負責　(D)以上都可。

（　）3.驗光所的負責人因故不能執行業務時，應找代理人，請問代理人的時間最長多久？　(A)一週　(B)一個月　(C)半年　(D)一年。

解答　A　C　D

三、驗光所停業、歇業、變更、遷移與復業規範

第18條　驗光所停業或歇業時，應自事實發生之日起30日內，報請原發開業執照機關備查。前項停業期間，以一年為限；逾一年者，應辦理歇業。驗光所登記事項如有變更，應於事實發生之日起30日內，報請原發開業執照機關核准變更登記。驗光所遷移或復業者，準用關於設立之規定。

違反本條第一項、第三項，未於停業、歇業或登記事項變更事實發生之日起30日內，報請原發開業執照機關備查或核准。依據第48條規定處新台幣一萬元以上五萬元以下罰鍰，並令其限期改善；屆期未改善者，處一個月以上一年以下停業處分。

違反本條第四項規定，遷移或復業，未辦理開業登記。依據第46條規定，處新台幣二萬元以上十萬元以下罰鍰。

法條解析

此條法規主要規定驗光所如果遇到停業或歇業的情形時，需要在一定時間內報請備查，詳見圖3-10所整理。驗光所的登記事項如果有變更也需要在一定時間內進行變更登記；至於搬遷或復業跟設立申請的規定是一樣的。

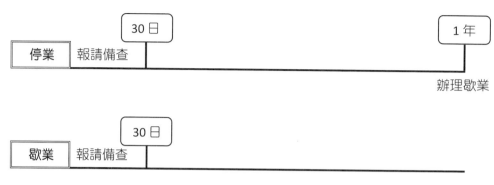

❧ 圖3-10　停業與歇業期程

例題 | *3-19*

一、選擇題

（　）1. 有關驗光所的設立與管理，下列哪一項不正確？　(A)停業最多一年　(B)只有驗光師才可以當負責人　(C)負責人因故不能執行業務，應由合法的代理人代理　(D)停業或歇業時需要在30天內報請備查。

解答　B

四、驗光所的揭示義務

第19條　驗光所應將其開業執照及收費標準，揭示於明顯處。

違反本條，未將開業執照、收費標準，揭示於明顯處。依據第48條規定，處新台幣一萬元以上五萬元以下罰鍰，並令其限期改善；屆期未改善者，處一個月以上一年以下停業處分。

法條解析

為了保障消費者，很多的行業在管理上都有相同的規範，將開業執照及收費標準放置於明顯的地方，一方面清楚明白，另外一方面也是專業跟合法的宣示。

例題 | *3-20*

一、選擇題

( ) 1. 依據驗光人員法的規定，驗光所應揭示以下哪種證書於明顯的地方？
(A)開業執照　(B)實習生的在學證明　(C)驗光人員的畢業證書　(D)負責人的畢業證書。

二、情境題

案例1

　　A報社刊登，甲政府衛生局獲報「御醫真傳、國際中醫師」的陳姓男子，無照行醫。在稽查時間當場查扣藥粉、病歷、藥材、藥袋、調劑器具等物品，全案移請檢調偵辦該衛生局指出，這位自稱醫師的男子，對外宣稱有臨床專業教授、學會研究委員、醫藥大學碩士等多項頭銜，讓人信以為真，該市衛生局指出，辨識合格醫療機構有「2要」，第一場所要懸掛開業執照；第二醫事人員要配戴執業執照，並且衛生福利部網站上也可查詢該機構是否為合格醫療機構。

( ) 1. 請依據案例1作答：驗光人員法通過後，哪種情形最無法判定該機構是否為合法的驗光所？　(A)場所有沒有懸掛開業執照　(B)人員有沒有執業執照　(C)查詢網站上的合格機構名單　(D)該店是不是老字號商店。

案例2

　　張先生由於經常看手機，最近感覺看東西有點模糊，於是他到一家眼鏡店想要配眼鏡，張先生向店員表示他懷疑自己眼睛有點近視，於是店員將他帶進驗光室進行驗光，結果發現雙眼近視200度。張先生隨後至櫃台挑選眼鏡，但是沒有他喜歡的眼鏡款式，並且覺得自己沒有戴眼鏡時視力也都還可以適用，於是便想說暫時不配眼鏡了，結果店家要他支付驗光費用，他覺得非常的不合理，事後張先生向消基會進行投訴。

( ) 2. 請依據案例2作答：本案例哪種處理方式較為妥當？　(A)驗光不要收費　(B)由消費者自行決定驗光是否收費　(C)眼鏡店應標明收費標準　(D)等申訴下來再説，屆時再將收費標準放置於明顯的地方。

案例3

　　「我想配副眼鏡，最快多久可以好呢？」、「一二十分鐘就可以了」店員回答，「能再快點嗎？」，店員回答：「如果你現在配鏡的話，我請驗光師馬上幫你檢查」，不到五分鐘結果馬上出來了，「太快了品質好嗎？」，看看四周好像沒有像樣的專業儀器設備。

（　　）3. 請依據案例3作答：這時候你如何確認這家眼鏡店是否為合格的商店？
　　　　(A)可看這家店是否有開業執照　(B)驗光者是否為合格的驗光人員　(C)依照規定驗光所應將其開業執照，置放於明顯的地方　(D)以上皆可做為判斷的依據。

解答

1. 選擇題：A
2. 情境題：D　C　D

五、驗光所業務資料規範

第20條　　驗光所執行業務之記錄及醫師開具之照會單或醫囑單，應妥為保管，並至少保存三年。

法條解析

　　這個部分或許非常的麻煩，但是在執行業務時將相關的資料妥善整理保存，除了可以讓自己在服務客戶時更方便有效率，當主管機關的稽核人員來檢查及蒐集資料時也有資料可以提供免於受罰。

例題 ┃ *3-21* ▶

一、選擇題

(B) 1. 依照規定驗光所的業務記錄應該至少保存幾年？ (A) 1年 (B) 3年 (C) 5年 (D)永久保存。

解答 B

六、驗光費用標準

第21條 驗光所收取驗光費用之標準，由直轄市、縣（市）主管機關核定之。驗光所收取費用，應開給載明收費項目及金額之收據。驗光所不得違反收費標準，超額或擅立項目收費。

違反本條第二項規定，收取驗光費用，未開給收費明細表及收據。違反本條第三項規定，違反收費標準，超額或擅立項目收費。依據第46條規定，處新台幣二萬元以上十萬元以下罰鍰。

法條解析

驗光所執行驗光的收費項目跟收費標準必須經由直轄市、縣（市）主管機關來核定，驗光所不可以隨意的變更收費的項目與金額，並且需要依收費的項目與金額開立收據。

例題 ┃ *3-22* ▶

一、選擇題

(A) 1. 驗光所的驗光費收費標準由哪個機構核定？ (A)直轄市、縣（市）主管機關核定 (B)看市場行情決定 (C)中央機構核定 (D)驗光所負責人自行訂定。

（　）2. 有關驗光所的驗光費收費標準為何？　(A)視營業項目決定收費標準　(B)看市場行情決定收費標準　(C)視營收決定是否開立收據　(D)以上皆非。

二、情境題

案例

驗光人員法通過前，某日報報導，有民眾到驗光診所檢查視力，已付150元掛號費，驗光後他婉拒在診所內配眼鏡，沒想到護理人員交付處方箋時，卻另行收取300元，且處方箋無醫師簽名或蓋章。他質疑是因沒在診所配眼鏡而被多收錢，而向衛生局檢舉。衛生局以診所違法收取未經縣市政府核准之眼科驗光費、且處方箋上醫師未依醫師法規定簽章而開罰七萬元。

（　）1. 請問驗光人員法通過後，依本案的情況民眾到驗光所收費情形如何？　(A)收費項目跟收費標準必須經由直轄市、縣（市）主管機關來核定　(B)驗光所收取費用，應開給載明收費項目及金額之收據　(C)驗光所不得違反收費標準，超額或擅立項目收費　(D)以上皆是。

解答

1. 選擇題：A　D
2. 情境題：D

七、驗光所廣告規範

第22條　驗光所之廣告，其內容以下列事項為限：一、驗光所之名稱、開業執照字號、地址、電話及交通路線。二、驗光人員之姓名及證書字號。三、其他經中央主管機關公告容許登載或宣播事項。非驗光所，不得為驗光廣告。

廣告內容違反本條第一項規定，依據第46條規定，處新台幣二萬元以上十萬元以下罰鍰。

違反本條第二項規定，非驗光所，為驗光廣告。依據第44條規定處新台幣三萬元以上十五萬元以下罰鍰。

法條解析

　　這條法條規定除了驗光所之外，其他非驗光產業皆不能為驗光進行廣告，而驗光所的廣告內容也不是能天馬行空編造的內容，並非所有行銷內容都可以不受限制全部擺上。

例題 | 3-23

一、選擇題

(　)1. 下列哪一項不是驗光所廣告應出現的內容？ 　 (A)最新優惠方案 　 (B)驗光所名稱 　 (C)驗光人員姓名 　 (D)驗光所交通路線。

解答 A

八、驗光所及人員執業規範

第23條 　驗光所不得以不正當方法，招攬業務。

　　　　驗光所之驗光人員及其他人員，不得利用業務上之機會，獲取不正當利益。

　　　　違反本條規定，以不正當方法招攬業務，或驗光所人員利用業務上之機會獲取不正當利益，有前項第三款或第四款或第六款情形之一者，除依前項規定處罰外，並令其限期改善或將超收部分退還當事人；屆期未改善或退還者，處一個月以上一年以下停業處分或廢止其開業執照。違反本條第二項規定者，除依第一項規定處罰外，對其行為人亦處以第一項之罰鍰。依據第46條規定，處新台幣二萬元以上十萬元以下罰鍰。

法條解析

　　本法規規範驗光所及驗光人員執業時必須以正當的方法來獲取正當的利益，不可以為了獲利，採用不正當的手法來招攬生意。

例題 3-24 ▶

一、選擇題

（　）1. 下列何種是驗光所執行業務時不被允許的方式？　(A)宣傳車貼上低於同行的促銷折扣　(B)於驗光所內明顯處放置收費標準　(C)於廣告單上印出驗光所交通路線　(D)以上皆非。

解答　A

九、保密的義務

第24條　驗光人員及其執業機構之人員，對於因業務而知悉或持有他人祕密，不得無故洩漏。

　　　　違反本條規定，驗光人員或其執業機構之人員無故洩漏因業務知悉或持有之他人祕密。依據第44條規定，處新台幣三萬元以上十五萬元以下罰鍰。

📖 **法條解析**

　　這是基於業務的保密條款，在很多的行業都有這樣的規範，這是基於保護來接受驗光的對象所設立的，當驗光人員或者涉及相關業務的人員一旦知道或接觸到消費者的隱私時，便有保密的義務，不可隨意的張揚或者加以洩漏。

例題 3-25 ▶

一、選擇題

（　）1. 因驗光業務而知道或持有他人的祕密時，驗光所的哪種層級人員不得無故洩漏？　(A)驗光師　(B)驗光生　(C)驗光所之人員　(D)以上皆是。

二、情境題

案例

　　現代社會高度分工，各行各業均有其職業倫理作為行為指引，以利社會合作順利進行。而部分專業領域（例如：醫師、律師、心理師等）的服務，由於常伴隨大量個人隱私的透漏，其專業信賴更必須建立在嚴格的保密關係上。

　　信守保密義務一直是西方醫師倫理的傳統，早在古希臘時代的醫師誓詞「希波克拉底誓詞」(Hippocratic Oath)，即要求醫師宣示「……在執業中所見所聞皆不可對外洩漏，並將之視作神聖的祕密……」。（摘自卡優新聞網，2015.10.13）

（　　）1. 依據以上案例，請問：驗光人員是否有相關規範？　(A)沒有法律規範　(B)沒有法律規範，所以不用管他　(C)有法律規範，但因屬倫理範疇沒有罰則　(D)有法律規範，並明定罰則。

解答

1. 選擇題：D

2. 情境題：D

十、接受上級機構的管理

第25條　驗光所應依法令規定或依主管機關之通知，提出報告；並接受主管機關對其人員、設備、衛生、安全、收費情形、作業等之檢查及資料蒐集。

　　　　違反本條規定，未提出報告、拒絕檢查或資料蒐集，依據第48條規定處新台幣一萬元以上五萬元以下罰鍰，並令其限期改善；屆期未改善者，處一個月以上一年以下停業處分。

📖 法條解析

　　驗光人員法通過後，主管機關對其即有管理之責，主管機關與驗光所之間的對應關係可見圖3-11。

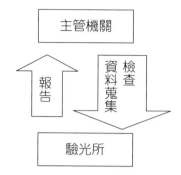

✎ 圖3-11 主管機構對驗光所的管理

例題 | 3-26 ▶

一、選擇題

(   )1. 依據驗光人員法第25條的規定，主管機關可以對驗光所進行哪些項目的
檢查？ (A)人員 (B)設備 (C)衛生 (D)以上皆是。

二、情境題

案例

食品藥物管理署聯合全國衛生局執行全國性稽查計畫。稽查結果分別查獲由
非藥事人員販賣藥品、藥師違反藥師法涉二處執業、醫療器材及化妝品疑涉標示
不符規定衛生局皆依法進行處罰。

食藥署表示稽查計畫是針對藥妝店進行查核，看藥事人員是否有親自執業，
是否有未具藥師身分者販售藥品等違法情事，並查核其是否有販賣售偽劣禁藥等
情形，以及其所販售產品標示是否符合規定。

(   )1. 依驗光人員法第 25 條規定，驗光所應依法令規定或依主管機關之通
知，並接受主管機關對其等之檢查內容涵蓋範圍為： (A)人員 (B)設
備 (C)收費情形 (D)以上皆是。

解答

1. 選擇題：D

2. 情境題：D

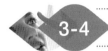

3-4 公 會

一、確認公會的主管機關

第26條　驗光師公會由人民團體主管機關主管。但其目的事業，應受主管機關之指導、監督。

🗩 法條解析

此法條主要為釋疑驗光所公會雖是由民間管控，但是驗光所執業相關事務時仍應受主管機關管控。

例題 ┃ 3-27 ▶

一、選擇題

（　）1. 驗光師公會的主管單位為：(A)人民團體　(B)衛生福利部　(C)地方衛生局　(D)自主管理。

解答　A

二、公會的組織

第27條　驗光師公會分直轄市及縣（市）公會，並得設驗光師公會全國聯合會。

法條解析

此條法規主要規範驗光師公會可以再進一步設立全國聯合會，且驗光師的公會有依照直轄市與一般的縣市做區分。

例題 3-28

一、選擇題

（　）1. 下列哪種非驗光人員法中明文所規定之公會名稱？　(A)驗光師（生）工會　(B)驗光師公會（直轄市）　(C)驗光師公會（縣市）　(D)驗光師公會全國聯合會。

解答 A

三、公會數量限制

第28條　驗光師公會之區域，依現有之行政區域；在同一區域內，同級之公會以一個為限。

法條解析

本條文說明驗光師公會設立基準，同一區域同級中只允許一個公會組織存在。

例題 3-29

一、選擇題

（　）1. 在同一個行政區域中，允許同級設立的公會數為？　(A) 1個　(B) 2個　(C) 3個　(D)沒有限制。

解答 A

四、公會組成條件

第29條　直轄市、縣（市）驗光師公會，由該轄區域內驗光師21人以上發起組織之；其未滿21人者，得加入鄰近區域之公會或共同組織之。

📨 法條解析

本條文明定區域內公會組織配置最少人數及如未達標的解決方式。

例題 ┃ 3-30 ▶

一、選擇題

（　　）1. 要組成驗光師公會需要該轄區內多少名驗光師以上發起組織？　(A) 9人
　　　　(B) 15人　(C) 21人　(D) 30人。

解答　C

五、全國聯合會的組成條件

第30條　驗光師公會全國聯合會之設立，應由三分之一以上之直轄市、縣（市）驗光師公會完成組織後，始得發起組織。

📨 法條解析

本條文規定要組織驗光師公會全國聯合會所需達成的要件。

例題 ┃ 3-31 ▶

一、選擇題

（　　）1. 驗光師公會全國聯合會的設立，應由全國至少多少個直轄市、縣（市）
　　　　驗光師公會完成組織後，才可以發起組織？　(A) 1/2　(B) 1/3　(C) 1/4
　　　　(D)沒有限制。

解答　B

六、驗光師公會成員規範

第31條　驗光師公會置理事、監事，均於召開會員（會員代表）大會時，由會員（會員代表）選舉之，並分別成立理事會、監事會，其名額如下：一、縣（市）驗光師公會之理事不得超過二十一人。二、直轄市驗光師公會之理事不得超過二十七人。三、驗光師公會全國聯合會之理事不得超過三十五人。四、各級驗光師公會之理事名額不得超過全體會員（會員代表）人數二分之一。五、各級驗光師公會之監事名額不得超過各該公會理事名額三分之一。各級驗光師公會得置候補理事、候補監事，其名額不得超過各該公會理事、監事名額三分之一。理事、監事名額在三人以上時，得分別互選常務理事及常務監事；其名額不得超過理事或監事總額三分之一，並應由理事就常務理事中選舉一人為理事長；其不置常務理事者，就理事中互選之。常務監事在三人以上時，應互選一人為監事會召集人。

⊕ 表3-4　驗光師公會成員

	縣（市）驗光師公會	直轄市驗光師公會	全國聯合會
理事名額	≦21人	≦27人	≦35人
	≦1/2全體會員（會員代表）人數		
監事名額	≦該公會理事名額1/3		
常務理事名額	理事名額≧3人，可以產生常務理事		
	≦理事總額1/3		
常務監事名額	監事名額≧3人，可以產生常務監事		
	≦監事總額1/3		
候補名額	≦理事、監事名額1/3		

法條解析

　　依據人民團體法的規定，會員大會（會員代表）是該團體的最高權力機構，該團體的所有幹部均由會員（會員代表）於大會時選出。

　　驗光師公會下設理事會及監事會，於舉行會員大會時由會員（會員代表）選出理事及監事。並訂有理、監事、常務理監事、候補理監事名額及人員產生的規定。

例題 | 3-32 ▶

一、選擇題

（　）1. 驗光師公會監事召集人的產生方式為何者？　(A)由會員（會員代表）選出　(B)由理事長指派　(C)由理事選出　(D)由監事互選。

（　）2. 驗光師公會在候補理事的規定為何？　(A)候補名額不得超出理事名額的二分之一　(B)候補名額不得超出理事名額的三分之一　(C)候補名額不得超出理事名額的四分之一　(D)候補名額不得超出理事名額的五分之一。

（　）3. 驗光師公會在候補監事的規定為何？　(A)候補名額不得超出監事名額的1/2　(B)候補名額不得超出監事名額的1/3　(C)候補名額不得超出監事名額的1/4　(D)候補名額不得超出監事名額的1/5。

（　）4. 驗光師公會在理事名額的規定為何？　(A)不得超過全體會員人數的1/2　(B)不得超過全體會員人數的1/3　(C)不得超過全體監事人數的1/2　(D)不得超過全體監事人數的1/3。

（　）5. 驗光師公會在監事名額的規定為何？　(A)不得超過全體會員人數的1/2　(B)不得超過全體會員人數的1/3　(C)不得超過全體理事人數的1/2　(D)不得超過該公會理事人數的1/3。

（　）6. 直轄市驗光師公會之理事不得超過幾人？　(A) 21人　(B) 25人　(C) 27人　(D) 35上限。

解答 D　B　B　A　D　C

七、公會幹部任期

第32條　理事、監事任期均為三年，其連選連任者不得超過二分之一；理事長之連任，以一次為限。

法條解析

本法條就理監事與理事長的任期與連任數加以限制。

例題 3-33

一、選擇題

（　）1. 驗光師公會理事一任任期為幾年？　(A) 1年　(B) 2年　(C) 3年　(D)看表現。

（　）2. 驗光師公會監事一任任期為幾年？　(A) 1年　(B) 2年　(C) 3年　(D)看表現。

（　）3. 驗光師公會理事長任期有何規定？　(A)可連任一次　(B)可連任二次　(C)可連任三次　(D)只要會員（會員代表）支持即可。

解答　C　C　A

八、全國聯合會理監事來源

第33條　驗光師公會全國聯合會理事、監事之當選，不以直轄市、縣（市）驗光師公會選派參加之會員代表為限。直轄市、縣（市）驗光師公會選派參加驗光師公會全國聯合會之會員代表，不以其理事、監事為限。

法條解析

驗光師公會全國聯合會是獨立於全國驗光師公會的機構，其理監事人選的選拔，不受限於各驗光師公會的理、監事人選，也不以各公會推選的方式來產出。

這條如果從後句倒回來看的意思是直轄市、縣（市）驗光師公會可以選派代表加入驗光師公會全國聯合會成為會員代表，而選派出來成員不一定要是該公會的理監事，一般的會員就可以了。而且驗光師公會全國聯合會選舉理事、監事的人選也不限定是各公會選派出來參加的會員代表。

簡單說只要是各公會的會員，均可以參加全國聯合會理、監事的選拔。

例題 │ 3-34 ▶

一、選擇題

（　）1. 驗光師公會全國聯合會的理事如何產出？　(A)必須由直轄市驗光師公會選派參加之會員代表　(B)必須由縣（市）驗光師公會選派參加之會員代表　(C)必須由直轄市或縣（市）驗光師公會選派參加的理監事代表　(D)不限於各級公會選派之代表。

解答 ▶ D

九、會員大會與會員代表的規範

第34條　驗光師公會每年召開會員（會員代表）大會一次，必要時得召集臨時大會。驗光師公會會員人數超過三百人以上時，得依章程之規定就會員分布狀況畫定區域，按其會員人數比率選出代表，召開會員代表大會，行使會員大會之職權。

📖 **法條解析**

此條規定會員（會員代表）大會召開的次數，以及會員代表的選出方式。

例題 │ 3-35 ▶

一、選擇題

（　）1. 驗光師公會召開會員（會員代表）大會的次數？　(A)每年一次　(B)每半年一次　(C)每季一次　(D)每月一次。

（　　）2. 驗光師公會會員人數超過多少，得選出會員代表？　(A) 100人　(B) 200人　(C) 300人　(D) 500人。

解答　A　C

十、公會的立案與備查

第35條　驗光師公會應訂立章程，造具會員名冊及選任職員簡歷名冊，送請所在地人民團體主管機關立案，並分送中央及所在地主管機關備查。

📃 法條解析

驗光師公會立案跟備查的資料有三種：

1. 章程。

2. 會員名冊。

3. 選任職員簡歷名冊。

例題 ▎3-36 ▶

一、選擇題

（　　）1. 驗光師公會要向人民團體主管機關申請立案，哪些資料不是必要的？(A)章程　(B)會員名冊　(C)選任職員簡歷名冊　(D)工會設立地點的權狀。

（　　）2. 高雄市驗光師公會籌組完成後應該向哪個機關申請立案？　(A)高雄市衛生局　(B)所在地主管機關　(C)衛生福利部　(D)內政部。

（　　）3. 假如台北市驗光師公會完成立案後應該向哪些機關備查？　(A)台北市衛生局　(B)衛生福利部　(C)以上皆是　(D)不用

+備查。

解答　D　B　C

十一、公會章程內容規範

第36條　各級驗光師公會之章程應載明下列事項：

一、 名稱、區域及會所所在地。

二、 宗旨、組織及任務。

三、 會員之入會或出會。

四、 會員應納之會費及繳納期限。

五、 會員代表之產生及其任期。

六、 理事、監事名額、權限、任期及其選任、解任。

七、 會員（會員代表）大會及理事會、監事會會議之規定。

八、 會員應遵守之專業倫理規範與公約。

九、 經費及會計。

十、 章程之修改。

十一、 其他依法令規定應載明或處理會務之必要事項。

📑 法條解析

說明各驗光師公會之章程內容需要具備內容。

▶ **例題 ┃ 3-37** ▶

一、選擇題

(　) 1. 驗光師公會之章程內容需要具備哪些事項？　(A)宗旨、組織及任務　(B)會員應遵守之專業倫理規範與公約　(C)章程之修改　(D)以上皆是。

解答　D

第37條　直轄市、縣（市）驗光師公會對驗光師公會全國聯合會之章程及決議，有遵守義務。

法條解析

本條文說明直轄市、縣（市）驗光師公會對全國聯合會的章程與決議有遵守的義務。

例題　3-38

一、選擇題

（　）1. 直轄市、縣（市）驗光師公會對驗光師公會全國聯合會之：　(A)章程　(B)決議　(C)以上皆是　(D)以上皆非　有遵守義務。

解答　C

十二、違規公會的處分

第38條　驗光師公會有違反法令、章程者，人民團體主管機關得為下列處分：

　　　一、警告。

　　　二、撤銷其決議。

　　　三、撤免其理事、監事。

　　　四、限期整理。前項第一款、第二款處分，亦得由主管機關為之。

法條解析

本條文說明人民團體主管機關有權可以處分違規的驗光師公會。

例題 | 3-39

一、選擇題

(   ) 1. 驗光師公會如果有違反法令、章程時，人民團體主管機關可以做的處分以下何者為非？　(A)警告　(B)撤銷其決議　(C)撤免其理事、監事　(D)指派新任理事長主持會務。

解答　D

十三、違規會員的處分

第39條　驗光師公會會員有違反法令或章程之行為者，公會得依章程、理事會、監事會或會員（會員代表）大會之決議處分。

法條解析

本條文說明驗光師公會對其會員有處分的權利，以及處分的依據來源。

例題 | 3-40

一、選擇題

(   ) 1. 驗光師公會會員有違反法令或章程之行為者，公會可以如何處分？　(A)得依章程處分　(B)得依理事會、監事會決議處分　(C)得依會員（會員代表）大會之決議處分　(D)以上皆是。

解答　D

十四、驗光生公會

第40條　驗光生公會，其組織準用本章驗光師公會之規定。

法條解析

本條文說明驗光生公會組織比照驗光師公會。

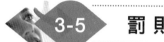

例題 3-41

一、是非題

（　　）1. 驗光生公會組織之規定與驗光師公會之規定相同。

解答 ○

3-5 罰則

　　驗光人員法第41~54條明定各項罰則，處罰方式有廢照、停業、罰鍰、限期改善等，停業的部分為1個月至1年，罰鍰的部分有分高（3~15萬）、中（2~10萬）及低（1~5萬）三種標準。第52~54條則明定處罰的對象與主管機關。

　　罰則各條文可參閱下圖簡表方便記憶。

法 條	廢 照		停 業	罰 鍰		
	證 書	開業執照	1月～1年	1~5萬	2~10萬	3~15萬
第41條	租借證書					
第42條		用無照人員				
第43條						無照驗光
第44條						冒名 冒名廣告 洩密
第45條			涉醫療相關，受調查時不實		涉醫療相關，受調查時不實	
第46條 限期改善			驗光所執業 （執業資格或營利問題）		驗光所執業 （執業資格或營利問題）	
第47條 限期改善			驗光人員執業			

法 條	廢 照		停 業	罰 鍰		
	證 書	開業執照	1月~1年	1~5萬	2~10萬	3~15萬
第48條 限期改善			驗光所執業 （執業不實）			
第49條				驗光所執業 驗 光 人員執業（資料或記錄）		
第50條	驗光人員不遵守處分					
第51條		驗光所不遵守處分				

一、罰則：廢止證書

第41條　驗光人員將其證照租借他人使用者，廢止其驗光人員證書。

📑 法條解析

　　只有持有驗光人員證照的人才可以執業，所以本條文嚴格規定，一旦被發現驗光人員將其證照出租或借給他人使用，其執照將被廢止，終身將無法再執業。

例題｜3-42 ▶

一、選擇題

（　　）1. 驗光人員將證照租借給他人使用，依據驗光人員法第41條規定，應該受何種處分？　(A)廢止驗光師（生）證書　(B)廢止開業執照　(C)處新台幣3~15萬罰鍰　(D)處新台幣2~10萬罰鍰。

解答　A

二、罰則：廢止執照

第42條　驗光所容留未具驗光人員資格人員，擅自執行驗光人員業務者，廢止其開業執照。

📃 法條解析

本條文說明驗光所不可以讓沒有驗光人員資格的人執業，如果被發現將廢止開業執照。

例題 | 3-43

一、選擇題

（　）1. 驗光所容留未具驗光人員資格人員，擅自執行驗光人員業務者，應該受何種處分？　(A)廢止該所驗光師（生）證書　(B)廢止該所開業執照　(C)處新台幣3~15萬罰鍰　(D)處新台幣2~10萬罰鍰。

解答　B

三、罰則：罰鍰（3~15萬）

第43條　不具驗光人員資格，擅自執行驗光業務者，處新台幣三萬元以上十五萬元以下罰鍰。但有下列情形之一者，不罰：

一、於中央主管機關認可之機構，在醫師、驗光師指導下實習之相關醫學、驗光或視光系、科學生或自取得學位日起五年內之畢業生。

二、視力表量測或護理人員於醫師指示下為之。

📃 法條解析

本條文說明沒有驗光人員資格的人員如果執行驗光業務，依法將受到處分，但是在條文說明的2種情況之下，是可以被允許執業而不受罰的。

例題 | *3-44*

一、選擇題

( ) 1. 下列何者不能於中央主管機關認可之機構，獨立執行驗光業務？ (A)驗光或視光系、科實習生 (B)驗光或視光系、科學生畢業五年內 (C)眼科診所的的護理人員 (D)以上皆不可。

( ) 2. 下列何者不能指導驗光或視光系、科的實習學生？ (A)驗光師 (B)驗光生 (C)眼科醫師 (D)以上皆可。

( ) 3. 不具驗光人員資格，擅自執行驗光業務者，應受到下列何種處分？ (A)處新台幣三萬元以上十五萬元以下罰鍰 (B)處新台幣一萬元以上十五萬元以下罰鍰 (C)應移送檢察機關依法辦 (D)應廢止其驗光師（生）證書。

( ) 4. 視光科、系畢業生取得畢業證書之日起幾日內，在眼科醫生或驗光師指導下實習驗光業務免罰？ (A) 8 (B) 6 (C) 5 (D) 3。

解答 D B A C

四、罰則：罰鍰（3~15萬）

第44條 有下列各款情事之一者，處新台幣三萬元以上十五萬元以下罰鍰：

一、違反第5條規定，未領有驗光人員證書，使用驗光人員名稱。

二、違反第15條第五項規定，非驗光所，使用驗光所或類似名稱。

三、違反第22條第二項規定，非驗光所，為驗光廣告。

四、違反第24條規定，驗光人員或其執業機構之人員無故洩漏因業務知悉或持有之他人祕密。

法條解析

此法條主要說明違反以上四項規定，會處以3~15萬元的罰鍰。

例題 | *3-45*

一、選擇題

（　）1. 以下幾種情況將被罰3~15萬元？　(A)沒有證照的驗光人員冒用驗光人員名義　(B)不是驗光所，冒用驗光所名義　(C)不是驗光所，卻進行驗光的廣告　(D)以上皆是。

（　）2. 非驗光所，使用驗光所或類似名稱者，依法應處多少新台幣罰鍰？　(A)一萬元以上五萬元以下　(B)二萬元以上十萬元以下　(C)三萬元以上十五萬元以下　(D)四萬元以上二十萬元以下。

（　）3. 驗光師（生）或驗光所人員，無故洩漏其業務之祕密，依法應處多少新台幣罰鍰？　(A)一萬元以上五萬元以下　(B)二萬元以上十萬元以下　(C)三萬元以上十五萬元以下　(D)四萬元以上二十萬元以下。

（　）4. 不是驗光所，冒用驗光所名義，依法應如何處分？　(A)廢止該所開業執照　(B)處新台幣一萬元以上五萬元以下罰鍰　(C)處新台幣二萬元以上十萬元以下罰鍰　(D)處新台幣三萬元以上十五萬元以下罰鍰。

二、情境題

案例

　　食品藥物管理署聯合全國衛生局執行全國性稽查計畫。稽查結果分別查獲由非藥事人員販賣藥品、藥師違反藥師法涉二處執業、醫療器材及化妝品疑涉標示不符規定衛生局皆依法進行處罰。食藥署表示稽查計畫是針對藥妝店，進行查核，看藥事人員是否有親自執業，是否有未具藥師身分者販售藥品等違法情事，並查核其是否有販賣售偽劣禁藥等情形，以及其所販售產品標示是否符合規定。

（　）1. 依本案例，驗光人員法通過後，未取得驗光人員資格擅自執行業務者，將處：　(A)處新台幣1萬元以上5萬元以下罰鍰　(B)處新台幣3萬元以上10萬元以下罰鍰　(C)處新台幣3萬元以上15萬元以下罰鍰　(D)處新台幣5萬元以上15萬元以下罰鍰。

解答

1. 選擇題：D　C　C　D

2. 情境題：C

五、罰則：罰鍰（2~10萬），停業（1月~1年）或廢止執照

第45條　驗光人員有下列各款情事之一者，處新台幣二萬元以上十萬元以下罰
　　　　鍰；其情節重大者，並處一個月以上一年以下停業處分或廢止其執業
　　　　執照：

　　　　一、違反第12條第一項第一款但書或第二項第一款但書規定，為未滿
　　　　　　六歲之兒童驗光。

　　　　二、違反第12條第三項規定，未將當事人轉介至醫療機構。

　　　　三、違反第14條規定，為虛偽之陳述或報告。

🗨 法條解析

　　此法條主要說明違反以上三項規定，會處以2~10萬元的罰鍰，如果嚴重者
還會被處一個月以上一年以下停業或廢止執業執照。

例題 | 3-46 ▶

一、選擇題

（　）1. 驗光人員有下列各款情事之一者，處新台幣二萬元以上十萬元以下罰
　　　　鍰：　(A)為未滿六歲之兒童驗光　(B)未將當事人轉介至醫療機構　(C)
　　　　虛偽之陳述或報告　(D)以上皆是。

（　）2. 違反下列何項規定者可處新台幣二萬元以上十萬元以下罰鍰？　(A)驗光
　　　　所容留人未具驗光師（生）資格者執行業務　(B)驗光師（生）對於衛
　　　　生、司法及司法警察機關之詢問作虛偽報告　(C)驗光師（生）無故洩漏
　　　　因業務而知悉之他人祕密者　(D)驗光所遷移或復業時未向主管機關申報
　　　　辦理。

（　）3. 驗光人員若為：　(A)未滿三歲兒童　(B)未滿五歲兒童　(C)未滿六歲兒童　(D)未滿十五歲學生　驗光者，將會處新台幣二萬元以上十萬元以下罰鍰；其情節重大者，並處一個月以上一年以下停業處分或廢止其執業執照。

二、情境題

案例

有位家長帶著5歲的孩子到眼鏡店，並表示孩子可能因讀書關係導致近視，以前從未配過眼鏡，故想利用暑假空檔來配眼鏡，並詢問該店人員是否應先前往醫院做檢查。

（　）1. 依據驗光人員法的規定，此時眼鏡店的服務人員應該？　(A)可以驗光　(B)不可以為其驗光，請其至眼科診所檢查　(C)應於眼科醫師指導下為之　(D)驗光師可以驗光，驗光生不可以。

（　）2. 違反本條者將受到何種處罰？　(A)廢止驗光師證書　(B)處新台幣一萬元以上五萬元以下罰鍰　(C)處新台幣二萬元以上十萬元以下罰鍰　(D)處新台幣三萬元以上十五萬元以下罰鍰。

解答

1. 選擇題：D　B/D　C

2. 情境題：B　C

第46條　　驗光所有下列各款情事之一者，處新台幣二萬元以上十萬元以下罰鍰：

一、違反第15條第一項規定，驗光人員設立驗光所，未向主管機關申請開業。

二、違反第18條第四項規定，遷移或復業，未辦理開業登記。

三、違反第21條第二項規定，收取驗光費用，未開給收費明細表及收據。

四、違反第21條第三項規定，違反收費標準，超額或擅立項目收費。

五、廣告內容違反第22條第一項規定。

六、違反第23條規定，以不正當方法招攬業務，或驗光所人員利用業務上之機會獲取不正當利益。

有前項第三款或第四款或第六款情形之一者，除依前項規定處罰外，並令其限期改善或將超收部分退還當事人；屆期未改善或退還者，處一個月以上一年以下停業處分或廢止其開業執照。

違反第23條第二項規定者，除依第一項規定處罰外，對其行為人亦處以第一項之罰鍰。

📳 法條解析

此條法條主要說明驗光師在執業時如違反以上六項規定，會處以2~10萬元的罰鍰。

例題 | 3-47

一、選擇題

( )1. 以下哪種情況驗光所將被處新台幣二萬元以上十萬元以下罰鍰？ (A)驗光人員設立驗光所，未向主管機關申請開業 (B)遷移或復業，未辦理開業登記 (C)收取驗光費用，未開給收費明細表及收據 (D)以上皆是。

( )2. 驗光所違反收費標準，超額或擅立項目收費，處新台幣多少罰鍰？
(A)一萬元以上五萬元以下 (B)二萬元以上十萬元以下 (C)三萬元以上十五萬元以下 (D)四萬元以上二十萬元以下。

( )3. 驗光所的廣告違反驗光人員法規定，依法處新台幣多少罰鍰？ (A)一萬元以上五萬元以下 (B)二萬元以上十萬元以下 (C)三萬元以上十五萬元以下 (D)四萬元以上二十萬元以下。

解答 D B B

第47條　驗光人員有下列各款情事之一者，處新台幣一萬元以上五萬元以下罰鍰，並令其限期改善；屆期未改善者，處一個月以上一年以下停業處分：

一、違反第7條第一項規定，未辦理執業登記而執行業務。

二、違反第7條第二項規定，執業執照到期未辦理更新仍繼續執行業務。

三、無第9條但書規定情形，而在登記執業地點以外之其他地點執行業務。

四、違反第10條第一項規定，未於停業或歇業事實發生之日起三十日內，報請原發執業執照機關備查。

五、違反第10條第三項規定，變更執業處所或復業，未辦理執業登記。

六、違反第11條第一項規定，執業時未加入所在地公會。

驗光師公會或驗光生公會違反第11條第二項規定者，由人民團體主管機關處新台幣一萬元以上五萬元以下罰鍰，並令其限期改；屆期未改善者，按次處罰。

📃 法條解析

　　此條法條主要說明驗光師在執業時如違反以上六項規定，會處以1~5萬元的罰鍰，並令其限期改善；屆期未改善者將被勒令處1個月以上1年以下停業處分。

例題 ┃ 3-48 ▶

一、選擇題

（　　）1. 以下幾種情況將被處新台幣一萬元以上五萬元以下罰鍰？　(A)未辦理執業登記而執行業務　(B)執業執照到期未辦理更新仍繼續執行業務　(C)執業時未加入所在地公會　(D)以上皆是。

（　）2. 執業執照到期未辦理更新仍繼續執行業務者，依法處新台幣多少罰鍰？ (A)一萬元以上五萬元以下　(B)二萬元以上十萬元以下　(C)三萬元以上十五萬元以下　(D)廢止驗光師證書。

（　）3. 違反下列何項規定者可處新台幣一萬元以上五萬元以下罰鍰？　(A)廣告內容違反規定　(B)驗光師、驗光生，將證照租借他人使用者　(C)執業時未加入所在地公會　(D)驗光師（生）無故洩漏因業務而知悉之他人祕密者。

二、情境題

案例

　　食品藥物管理署聯合全國衛生局執行全國性稽查計畫。稽查結果分別查獲由非藥事人員販賣藥品、藥師違反藥師法涉二處執業、醫療器材及化妝品疑涉標示不符規定衛生局皆依法進行處罰。

　　食藥署表示稽查計畫是針對藥妝店進行查核，看藥事人員是否有親自執業，是否有未具藥師身分者販售藥品等違法情事，並查核其是否有販賣售偽劣禁藥等情形，以及其所販售產品標示是否符合規定。

（　）1. 依本案例，驗光人員法通過後，驗光人員執業以一處為限，並應在所在地主管機關核准登記之醫療機構、依法規定之執業處所或其他經主管機關認可之機構為之，違者：　(A)處新台幣一萬元以上五萬元以下罰鍰 (B)令其限期改善　(C)屆期未改善者，處一個月以上一年以下停業處分 (D)以上皆是。

解答

1. 選擇題：D　A　C

2. 情境題：D

六、罰則：罰鍰（1~5萬），停業（1月~1年以下）

第48條　驗光所有下列各款情事之一者，處新台幣一萬元以上五萬元以下罰鍰，並令其限期改善；屆期未改善者，處一個月以上一年以下停業處分：

一、違反第15條第四項規定，使用或變更驗光所名稱未經所在地直轄市、縣（市）主管機關核准。

二、違反第15條第六項所定之驗光所設置標準。

三、違反第16條規定，負責驗光人員對驗光所業務未負督導責任。

四、違反第17條第一項規定，負責驗光人員因故不能執行業務，未指定符合資格者代理或代理期間超過四十五日未報請主管機關備查。

五、違反第18條第一項、第三項規定，未於停業、歇業或登記事項變更事實發生之日起三十日內，報請原發開業執照機關備查或核准。

六、違反第19條規定，未將開業執照、收費標準，揭示於明顯處。

七、違反第25條規定，未提出報告、拒絕檢查或資料蒐集。

法條解析

此條法條主要說明驗光所如違反以上七項規定，會處以1~5萬元的罰鍰，並令其限期改善；屆期未改善者，處1個月以上1年以下停業處分。

例題 3-49

一、選擇題

（　　）1. 以下幾種情況將被罰1~5萬元？　(A)使用或變更驗光所名稱未經所在地直轄市、縣（市）主管機關核准　(B)違反所定之驗光所設置標準　(C)負責驗光人員對驗光所業務未負督導責任　(D)以上皆是。

（　）2. 驗光所當發生停業或歇業情形時，該從原因發生日起算多少天之內報請原發開業執照機關備查或核准？　(A) 30日　(B) 40日　(C) 45日　(D) 1年。

二、情境題

案例

　　食品藥物管理署聯合全國衛生局執行全國性稽查計畫。稽查結果分別查獲由非藥事人員販賣藥品、藥師違反藥師法涉二處執業、醫療器材及化妝品疑涉標示不符規定衛生局皆依法進行處罰。食藥署表示稽查計畫是針對藥妝店，進行查核，看藥事人員是否有親自執業，是否有未具藥師身分者販售藥品等違法情事，並查核其是否有販賣售偽劣禁藥等情形，以及其所販售產品標示是否符合規定。

（　）1. 依本案例，驗光人員法通過後，驗光人員執業以一處為限，並應在所在地主管機關核准登記之醫療機構、依法規定之執業處所或其他經主管機關認可之機構為之，違者處以：　(A)處新台幣一萬元以上五萬元以下罰鍰　(B)令其限期改善　(C)屆期未改善者，處一個月以上一年以下停業處分　(D)以上皆是。

（　）2. 依本案例，驗光人員法通過後，驗光人員非經中央衛生主管機關之核准，不得變更原登記事項，違者處以：　(A)處新台幣一萬元以上五萬元以下罰鍰　(B)令其限期改善　(C)屆期未改善者，處一個月以上一年以下停業處分　(D)以上皆是。

解答

1. 選擇題：D　A
2. 情境題：D　D

第49條　有下列各款情事之一者，處新台幣一萬元以上五萬元以下罰鍰：

　　　　一、驗光人員違反第13條規定，執行業務，未製作記錄、未依當事人要求提供驗光結果報告、或未依規定於記錄、驗光結果報告簽名或蓋章，並加註執行年、月、日。

二、驗光所違反第20條規定，對執行業務之記錄、醫師開具之照會單
或醫囑單，未妥為保管或保存未滿三年。

法條解析

此法條主要說明違反以上二項規定，會處以1~5萬元的罰鍰。

例題 | 3-50

一、選擇題

（　）1. 以下幾種情況將被罰1~5萬元？　(A)未製作記錄　(B)未依當事人要求提
供驗光結果報告　(C)未依規定於記錄簽名或蓋章　(D)以上皆是。

（　）2. 以下幾種情況將被罰1~5萬元？　(A)執行業務之記錄　(B)醫師開具之照
會單　(C)醫囑單，未妥為保管或保存未滿三年　(D)以上皆是。

（　）3. 驗光所應就其業務製作記錄，並連同醫師開具之何種物品，妥為保管並
至少應保存三年？　(A)廠商送貨單　(B)隱形眼鏡清洗單　(C)照會單或
醫囑單　(D)眼鏡取貨單。

解答　D　D　C

七、罰則：廢止執照、證書

第50條　驗光人員受停業處分仍執行業務者，廢止其執業執照；受廢止執業執
照處分仍執行業務者，得廢止其驗光人員證書。

法條解析

本條文說明如驗光人員不遵守停業罰則後續將會帶來的處分，整理如下
表。

人員停業	仍執行業務者→	廢止執業執照	仍執行業務者→	廢止驗光人員證書

一、是非題

( ) 1. 驗光人員受停業處分仍執行業務者，廢止其驗光人員證書。

( ) 2. 驗光人員受廢止執業執照處分仍執行業務者，廢止其驗光人員證書。

解答 X ○

八、罰則：廢止執照、證書

第51條 驗光所受停業處分而未停業者，廢止其開業執照；受廢止開業執照處分，仍繼續開業者，得廢止其負責驗光人員之驗光人員證書。

法條解析

本條文說明如驗光所不遵守停業罰則後續將會帶來的處分，整理如下表。

驗光所受停業處分	仍未停業者 →	廢止開業執照	仍繼續開業者 →	廢止負責驗光人員之驗光人員證書

一、是非題

( ) 1. 驗光所受停業處分而未停業者，廢止其開業執照。

( ) 2. 受廢止開業執照處分，仍繼續開業者，得廢止其負責驗光人員之驗光人員證書。

解答 ○ ○

九、處分的連帶性

第52條 驗光所受停業處分或廢止開業執照者，應同時對其負責驗光人員予以停業處分或廢止其執業執照。驗光所之負責驗光人員受停業處分或廢止其執業執照時，應同時對該驗光所予以停業處分或廢止其開業執照。

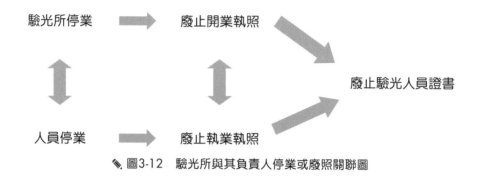

❧ 圖3-12 驗光所與其負責人停業或廢照關聯圖

📖 法條解析

本法條說明驗光所與其負責驗光人員任一方所受處分為同步處分。

例題 3-53

一、是非題

（　）1. 驗光所受停業處分或廢止開業執照的同時，其負責驗光人員也受停業處分或廢止其執業執照。

（　）2. 驗光所之負責驗光人員被停業處分或廢止其執業執照的同時，該驗光所也被處分停業或廢止其開業執照。

解答　○　○

十、罰　則

第53條 本法所定之罰鍰，於驗光所，處罰其負責驗光人員。

法條解析

本條文說明驗光所被處罰的罰鍰將由負責驗光人員來負責支付。

例題 3-54

一、是非題

(　○　)1. 驗光所的罰鍰將由負責驗光人員來負責。

解答　○

十一、處罰的管轄機關

第54條　本法所定之罰鍰、停業或廢止執業執照或開業執照,除本法另有規定外,由直轄市或縣(市)主管機關處罰之;廢止驗光師證書,由中央主管機關為之。

法條解析

本條文說明負責執行各項罰則的主管機關為何。

執行機關	中央主管機關	直轄市或縣(市)主管機關
處罰項目	廢止驗光師證書	罰鍰 停業 廢止執業執照 廢止開業執照

例題 3-55

一、選擇題

(　D　)1. 驗光人員處罰下列哪項不是由直轄市或縣(市)主管機關處理?　(A)罰鍰　(B)停業　(C)廢止執業執照　(D)廢止驗光師證書。

（　）2.中央主管機關負責處理哪項驗光人員罰則？　(A)廢止驗光師證書　(B)停業　(C)廢止執業執照　(D)廢止開業執照。

> **解答**　D　A

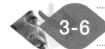

3-6　附　則

一、對外國人的相關規定

第55條　外國人得依中華民國法律，應驗光人員考試。前項考試及格，領有驗光人員證書之外國人，在中華民國執行業務，應依法經申請許可後，始得為之，並應遵守中華民國關於驗光人員之相關法令、專業倫理規範及驗光師公會或驗光生公會章程。

📰 法條解析

本條文說明外國人取得驗光人員資格及執業等均需依法應試並遵守相關法令及規範。

📰 補充說明

此條法規於中華民國108年12月13日修正，修正理由如下：

一、華僑為我國僑居國外之國民，本享有所有權利與義務，毋須特別規定即可參加專門職業及技術人員考試。

二、配合「專門職業及技術人員考試法」第二十條有關華僑應試我國專門職業及技術人員考試規範之修訂，爰刪除第一項、第二項對於「華僑」之規範，不須另為規定。

例題｜3-56

一、是非題

（　　）1. 華僑為我國僑居國外之國民，本享有所有權利與義務，毋須特別規定即可參加專門職業及技術人員考試。

二、情境題

案例

　　苗栗縣一家國術館64歲傅姓男子，國小畢業，自稱擁有「國際中醫師」證書，替人看診、開藥，甚會「畫符咒」加持提升療效，被警方依違反醫事、藥事法帶回偵辦，警方在他的筆記本中，發現安胎、治肚痛、狗咬等琳瑯滿目的「治病」符咒圖案，不過傅男卻於今天凌晨時，氣喘發作，送醫救治。

　　陳女則供稱，傅男曾到中國學中醫，持有中國醫師執業執照，於民國99年起，在苗栗市開設國術館，凡跌打損傷、筋骨痠痛、坐骨神經痛、骨刺、久年內傷、手腳痠麻，都可醫治，並沒有違法看診。

　　衛生局表示，傅男即使持有中國醫師執照，也不能在臺灣看診，查扣的不明藥物，將送驗瞭解成分。（摘自自由時報，2016.03.22）

（　　）1. 依驗光人員法規定領有驗光人員證書之外國人及華僑，在中華民國執行業務：(A)不需申請可直接執業　(B)需要申請許可後才可以　(C)比照其國籍法令作業　(D)以上皆非。

解答

1. 是非題：○

2. 情境題：B

二、特種考試資格

第56條　本法公布施行前曾在醫療機構或眼鏡行從事驗光業務滿三年，並具專科以上學校畢業資格，經中央主管機關審查合格者，得應驗光師特種考試。具下列資格之一，經中央主管機關審查合格者，得應驗光生特種考試：

一、本法公布施行前，曾在醫療機構或眼鏡行從事驗光業務滿三年，並具高中、高職以上學校畢業資格。

二、本法公布施行前，曾在醫療機構或眼鏡行從事驗光業務滿六年以上，並參加經中央主管機關指定相關團體辦理之繼續教育達一百六十小時以上。

前二項特種考試，以本法公布施行後五年內舉辦五次為限。

符合第一項、第二項規定且曾應驗光師、驗光生特種考試者，於本法公布施行之日前已登記經營驗光業務之公司（商號）或醫療機構從事驗光業務，自本法公布施行起十年內免依第43條處罰。

前項公司（商號），於十年期滿之翌日起，由登記機關廢止其公司（商業）登記之全部或部分登記事項，不得繼續經營驗光業務。

📑 法條解析

　　驗光人員法公布實施後，必須是專科學校以上驗光或視光科系畢業者，才可以參加考試院舉辦的驗光人員專技高等與普通考試。為了顧及非正規體系出身的從業人員權益，法案通過後5年內辦理5次的驗光師與驗光生特種考試，讓驗光人員法公布前即從事於驗光行業的從業人員得以參加國家考試取得驗光人員資格。

→⊕ 表3-5　特種考試與專技考試應考資格一覽表

考試類別	人員別	本法公布施行前從事驗光業務年資	學歷限制	相關科系限制	辦考期限	免罰
特種考試	驗光生	滿3年	高中、高職以上畢業者	無限制	5年5次	曾應驗光師（生）特種考試者10年內
		滿6年以上	160小時以上繼續教育	無限制		
	驗光師	滿3年	專科以上	無限制		
專技考試	驗光生	無須	高級醫事職業學校	醫用光學技術、驗光或視光系、科畢業，並經實習期滿成績及格，領有畢業證書者	未規定	實習生及畢業生5年內
	驗光師	無須	專科學校以上	專科以上學校驗光或視光系、科畢業，並經實習期滿成績及格，領有畢業證書者		

例題 ┃ 3-57 ▶

一、是非題

（　）1. 現階段驗光人員考試只有專技考試一種。

二、選擇題

（　）1. 接受160小時以上繼續教育，並於本法公布施行前從事驗光業務年資滿幾年可以參加驗光生特種考試？　(A) 3年　(B) 5年　(C) 6年　(D) 10年。

（　　）2. 驗光人員法公布施行之日前已登記經營驗光業務之公司（商號）或醫療機構從事驗光業務，自本法公布施行起幾年內免依第43條處罰？　(A) 3年　(B) 5年　(C) 6年　(D) 10年。

（　　）3. 驗光人員法公布施行前曾在醫療機構或眼鏡行從事驗光業務滿幾年，並具專科以上學校畢業資格，經中央主管機關審查合格者，得應驗光師特種考試？　(A) 3年　(B) 5年　(C) 6年　(D) 10年。

> 解答

1. 是非題：X

2. 選擇題：C　D　A

第57條　中央或直轄市、縣（市）主管機關依本法核發證書或執照時，得收取證書費或執照費；其收費標準，由中央主管機關定之。

法條解析

　　本條文說明證書費或執照費用由中央主管機關訂定，並於發證（照）時收取費用。

> 例題 | 3-58 ▶

一、是非題

（　　）1. 驗光人員證書費收費標準由直轄市、縣（市）主管機關收費。

> 解答　X

第58條　本法施行細則，由中央主管機關定之。

法條解析

　　依據驗光人員法中央主管機關將訂定驗光人員法施行細則。

例題 3-59

一、選擇題

( ) 1. 驗光人員法施行細則由哪個單位訂定？ (A)直轄市或縣（市）衛生局 (B)衛生福利部 (C)勞動部 (D)考選部。

解答 B

第59條　本法自公布日施行。

法條解析

驗光人員法從公布日開始施行。

例題 3-60

一、選擇題

( ) 1. 驗光人員法的施行日期為何？ (A)中華民國104年9月21日 (B)中華民國104年12月18日 (C)中華民國105年1月6日 (D)中華民國106年6月10日。

解答 C

驗光人員法罰則彙整

罰則	驗光人員	驗光所
廢止驗光人員證書	1. 驗光人員將其證照租借他人使用者，廢止其驗光人員證書（第41條） 2. 驗光人員受廢止執業執照處分仍執行業務者，得廢止其驗光人員證書（第50條） 3. 驗光所受廢止開業執照處分，仍繼續開業者，得廢止其負責驗光人員之驗光人員證書	—
廢開業執照	—	1. 驗光所容留未具驗光人員資格人員，擅自執行驗光人員業務者，廢止其開業執照（42條） 2. 驗光所受停業處分而未停業者，廢止其開業執照（第51條） 3. 驗光所之負責驗光人員受廢止其執業執照時，應同時對該驗光所予廢止其開業執照（第52條）
廢執業執照	1. 為未滿六歲之兒童驗光，其情節重大（違反第12條第1項第1款但書或第2項第1款但書） 2. 驗光人員執行業務，發現視力不能矯正至正常者，未將當事人轉介至醫療機構診治，其情節重大（違反第12條第3項） 3. 驗光人員受衛生、司法或司法警察機關詢問時，做虛偽之陳述或報告，其情節重大（違反第14條） 4. 驗光人員受停業處分仍執行業務者（第50條） 5. 驗光所廢止開業執照者，應同時對其負責驗光人員予以廢止其執業執照（第52條）	—

罰則	驗光人員	驗光所
停業處分（1～12個月）	1. 為未滿六歲之兒童驗光，其情節重大（違反第12條第1項第1款但書或第2項第1款但書） 2. 驗光人員執行業務，發現視力不能矯正至正常者，未將當事人轉介至醫療機構診治，其情節重大（違反第12條第3項） 3. 驗光人員受衛生、司法或司法警察機關詢問時，做虛偽之陳述或報告，其情節重大（違反第14條） 4. 驗光所受停業處分，應同時對其負責驗光人員予以停業處分（第52條）	驗光所之負責驗光人員受停業處分時，應同時對該驗光所予以停業處分（第52條）
罰鍰1～5萬	驗光人員違執行業務，未製作記錄、未依當事人要求提供驗光結果報告、或未依規定於記錄、驗光結果報告簽名或蓋章，並加註執行年、月、日（違反第13條）	驗光所對執行業務之記錄、醫師開具之照會單或醫囑單，未妥為保管或保存未滿三年（違反第20條）
罰鍰1～5萬，並令其限期改善；屆未改善者，處1～12個月停業處分	1. 未辦理執業登記而執行業務（違反第7條第1項） 2. 執業執照到期未辦理更新仍繼續執行業務（違反第7條第2項） 3. 非機構間之支援或經事先報准，而在登記執業地點以外之其他地點執行業務（違反第9條） 4. 未於停業或歇業事實發生之日起三十日內，報請原發執業執照機關備查（違反第10條第1項） 5. 變更執業處所或復業，未辦理執業登記（違反第10條第3項） 6. 執業時未加入所在地公會（違反第11條第1項）	1. 使用或變更驗光所名稱未經所在地直轄市、縣（市）主管機關核准（違反第15條第4項） 2. 驗光所違反設置標準（違反第15條第6項） 3. 驗光所負責驗光人員對驗光所業務未負督導責任（違反第16條） 4. 驗光所負責驗光人員因故不能執行業務，未指定符合資格者代理或代理期間超過四十五日未報請主管機關備查（違反第17條第1項） 5. 驗光所未於停業、歇業或登記事項變更事實發生之日起三十日內，報請原發開業執照機關備查或核准（違反第18條第1及3項） 6. 驗光所未將開業執照、收費標準，揭示於明顯處（違反第19條） 7. 驗光所未依法令或主管機關的通知提出報告、拒絕檢查或資料蒐集（違反第25條）

罰則	驗光人員	驗光所
罰鍰 2 ~ 10 萬	1. 為未滿六歲之兒童驗光（違反第12條第1項第1款但書或第2項第1款但書） 2. 驗光人員執行業務，發現視力不能矯正至正常者，未將當事人轉介至醫療機構診治（違反第12條第3項） 3. 驗光人員受衛生、司法或司法警察機關詢問時，做虛偽之陳述或報告（違反第14條） 4. 驗光所人員利用業務上之機會獲取不正當利益（違反第23條第2項）	1. 驗光人員設立驗光所，未向主管機關申請開業（違反第15條第1項） 2. 驗光所遷移或復業，未辦理開業登記（違反第18條第4項） 3. 廣告內容違反驗光人員法之規定（違反第22條第1項）
罰鍰 2 ~ 10 萬，並令其限期改善或將超收部分退還當事人	—	1. 收取驗光費用，未開給收費明細表及收據（違反第21條第2項） 2. 違反收費標準，超額或擅立項目收費（違反第21條第3項） 3. 以不正當方法招攬業務，或驗光所人員利用業務上之機會獲取不正當利益（違反第23條） 4. 以不正當方法招攬業務，或驗光所人員利用業務上之機會獲取不正當利益（違反第23條）
罰鍰 3 ~ 15 萬	1. 不具驗光人員資格，擅自執行驗光業務者，處新台幣三萬元以上十五萬元以下罰鍰（43條） 2. 未領有驗光人員證書，使用驗光人員名稱（違反第5條） 3. 驗光人員或其執業機構之人員無故洩漏因業務知悉或持有之他人祕密（違反第24條）	1. 非驗光所，使用驗光所或類似名稱（違反第15條第5項） 2. 非驗光所，為驗光廣告（違反第22條第2項）
其他	驗光師公會或驗光生公會拒絕具有入會資格者入會，由人民團體主管機關處新台幣一萬元以上五萬元以下罰鍰，並令其限期改善；屆期未改善者，按次處罰	

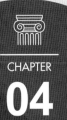

CHAPTER

04

驗光人員法施行
細則解析

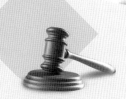

 學習重點

讀完本章後，期望能瞭解：

1. 驗光人員法施行細則各條文
   的瞭解
2. 驗光人員證書的申請相關作
   業的認識

3. 驗光人員業務範圍的定義與
   具體說明
4. 驗光所設立的相關規定

◎ **本章大綱**

4-1　法　源

4-2　請領驗光師（生）證
　　　書應備資料

4-3　證書補（換）發

4-4　設立驗光所與眼鏡行
　　　業定義

4-5　停（歇）業規定

4-6　視力者輔助器具範圍

4-7　驗光所設立申請規定

4-8　驗光所登記規定

4-9　驗光所名稱規定

4-10　驗光所開業執照補
　　　（換）發

4-11　驗光所執業規定

4-12　驗光所未執業規定

4-13　驗光所招牌拆除

表4-1 驗光人員法施行細則總共21條

條文	對照驗光人員法	內容	說明
第1條	驗光人員法第58條	法源	法源依據
第2條	驗光人員法第4條	驗光人員證書	證書請領作業
第3條			證書補（換）發作業
第4條	驗光人員法第9條	執業場所	執業場所進行定義
第5條	驗光人員法第10條第1項	停業或歇業	停業或歇業作業
第6條	驗光人員法第12條	執業	6~15歲驗光作業／轉診作業
第7條			定義隱形眼鏡
第8條			定義視覺功能之障礙與低視力者輔助器具
第9條	驗光人員法第15條	開業	驗光所設立作業
第10條			驗光所核准登記事項規定
第11條			驗光所名稱之使用、變更作業
第12條			執業執照換（補）發作業
第13條	驗光人員法第18條		停業、歇業或其登記事項變更證書作業
第14條	驗光人員法第10條		停業、歇業或變更執業處所程序
第15條	驗光人員法第22條		廣告招牌作業
第16條	驗光人員法第25條		主管機關檢查作業補充說明
第17條	驗光人員法第43條	罰則	說明驗光業務所指範圍
第18條	－	附則	定義醫療機構與眼鏡行
第19條			定義報考特種考試的學歷與從事驗光資格
第20條			定義報考特種考試人員執業地點
第21條	－	－	自發布日施行

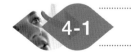

4-1　法　源

第1條　本細則依驗光人員法（以下簡稱本法）第58條規定訂定之。

💬 **法條解析**

本條文說明驗光人員法施行細則的來源依據為驗光人員法。

驗光人員法第58條文全文為：「本法施行細則，由中央主管機關定之。」

例題 | *4-1*

一、選擇題

（　　）1. 驗光人員法施行細則依據驗光人員法第幾條規定訂定？　（A)第1條　(B)
第18條　(C)第58條　(D)第68條。

解答 > C

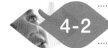

4-2　請領驗光師（生）證書應備資料 ◯ ◯ ◯

第2條　　依本法第4條規定請領驗光人員證書者，應填具申請書，檢附考試院
頒發之驗光人員考試及格證書，並繳納證書費，送請中央主管機關核
發。

💬 **法條解析**

本條文規定請領驗光人員證書應檢附之書件、費用及其程序。

驗光人員法第4條文全文為：「請領驗光人員證書，應檢具申請書及資格
證明文件，送請中央主管機關核發之」。

依據施行細則說明請領驗光人員證書除了填寫申請書之外尚需要檢附考
試院頒發的及格證書而且要繳完證書費用，送中央主管機關來申請才算手續完
備。

例題｜4-2

一、選擇題

（　）1. 下列哪一項為驗光人員證書的核發程序？　(A)國考及格後不用申請考試院會自行寄發　(B)備妥申請資料，繳納證書費後由衛福部核發　(C)通過考試後由衛福部免費核發　(D)繳納證書費後，由縣市政府核發。

解答　B

4-3　證書補（換）發 ○ ○ ○

第3條　驗光人員證書滅失或遺失者，應填具申請書，並繳納證書費，向中央主管機關申請補發。

驗光人員證書毀損者，應填具申請書，並繳納證書費，連同原證書，向中央主管機關申請換發。

法條解析

　本條規定驗光人員證書滅失、遺失或損壞者，申請補發、換發之程序。

例題｜4-3

一、選擇題

（　）1. 驗光人員證書不見了，該如何處理？　(A)向考試院申請補發　(B)向中央主管機關申請補發　(C)就近向地方主管機關申請補發　(D)需重新考照。

解答　B

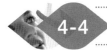

4-4 設立驗光所與眼鏡行業定義 ○ ○ C

第4條　本法第9條所稱眼鏡公司（商號），指公司（商號）登記為眼鏡批發業或眼鏡零售業者。前項眼鏡公司（商號），應於機構內設立驗光所，始得執行驗光業務。但本法第56條第四項另有規定者，從其規定。

法條解析

　　本條規定眼鏡公司（商號）應於機構內設置驗光所，始得執行驗光業務；並定義眼鏡公司（商號）。

例題 | 4-4

一、是非題

（　）1. 眼鏡公司要執行驗光業務必須要有驗光所的設置。

二、選擇題

（　）1. 驗光人員法第9條所稱眼鏡公司（商號），指公司（商號）登記為：(1)眼鏡批發業;(2)眼鏡零售業;(3)眼鏡製造業;(4)眼鏡檢測業。　(A)僅(1)　(B)僅(2)　(C) (1)或(2)　(D) (3)或(4)。

解答

1. 是非題：○

2. 選擇題：C

4-5　停（歇）業規定

第5條　驗光人員停業、歇業，依本法第10條第一項規定報請備查時，應填具申請書，並檢附執業執照及有關文件，送由原發給執業執照機關依下列規定辦理：

一、停業：登記其停業日期及理由後，發還其執業執照。

二、歇業：註銷其執業登記，並收回執業執照。

法條解析

　　本條規定驗光人員停業、歇業提出申請時，所應檢附的資料與程序為：(1)填寫申請書→(2)檢附執業執照→(3)其他有關文件（整理如下表）。

表4-2　停業與歇業的執照處理情形

項目	執照處理	
停業	登記其停業日期及理由	執照發回
歇業	註銷	執照收回

例題 | 4-5

一、選擇題

（　）1. 辦理驗光人員停業、歇業程序何者正確？　(A)辦理停業者將註銷其證書　(B)辦理停業者將註銷執業執照　(C)辦理停業者登記其停業日期及理由後執照發回　(D)辦理停業者執照收回。

解答　C

第6條　本法第12條第一項第一款及第二項第一款所定驗光人員為六歲以上十五歲以下者驗光，應於眼科醫師指導下，依下列方式之一為之：

一、由驗光人員與眼科醫師訂定契約合作。

二、由驗光人員參加中央主管機關委託專業法人、團體或機構辦理之特定課程訓練，取得完成訓練證明；發現有特定狀況時，應出具轉介單，至眼科醫師處檢查。

驗光人員對於六歲以上十五歲以下者第一次驗光及配鏡，應於醫師確診為非假性近視，始得為之。

驗光人員執行業務，發現視力不能矯正者，依本法第12條第三項規定轉介至醫療機構診治時，應填具轉介單。

📖 法條解析

本法條說明6~15歲，眼科醫師指導驗光的具體實施方式。

📖 補充說明

此條法規於中華民國107年01月25日修正，修正理由如下：

一、假性近視或非假性近視之確診權，屬醫師核心醫療業務，必須由醫師為之。

二、本法第12條第一項第一款及第二項第一款所定「六歲以上十五歲以下者驗光，應於眼科醫師指導下為之」，係基於此年齡層之人，若屬假性近視或有其他眼睛病變引起視力不良者，應有眼科醫師之診治，以確保其視力健康，而非直接以接受眼鏡公司（商號）之驗光配鏡處理。

三、驗光行為之指導方式，將現行條文第一項第一款及第二款規定予以整併修正。

四、另基於「驗光」行為，並非以「配鏡」為唯一目的，爰六歲以上十五歲以下之人第一次驗光配鏡，應於醫師確診為非假性近視後，始得進行配鏡。爰增列第二項。

五、現行第二項「並敘明不能矯正之特定狀況」刪除，係考量「不能矯正之特定狀況」具不確定概念，為利驗光人員執行轉介，將於中央主管機關公告之轉介單內容，明列各種特定狀況，以為明確。

六、立法院第八屆第八會期第十四次會議制定驗光人員法時，通過第12條之附帶決議：基於十五歲以下之人，若屬假性近視或有其他眼睛病變引起視力不良者，應有眼科醫師之診治，以確保其視力健康，爰增加「十五歲以下者應於眼科醫師指導下為之。」等文字，至於醫師指導方式、時機，應於施行細則明定。十五歲以下者第一次驗光，應於醫師確診為非假性近視之後，始可配鏡。驗光人員對於六歲至十五歲者，應與眼科醫師合作，於其指導下確保視力健康。所稱指導，得以下列二種方式辦理：

（一）由驗光人員與眼科醫師合作。

（二）由衛生福利部委託專業團體設計課程辦理訓練取得證明，對於特定狀況由驗光人員向病人出具轉介單至眼科醫師處檢查。

例題 ┃ 4-6

一、選擇題

（　　）1. 有關驗光人員為6~15歲者驗光時應注意的事項以下何者為非？　(A)患者須經眼科醫師確診為非假性近視並持有證明文件者　(B)驗光人員應與眼科醫師訂定契約合作　(C)驗光人員應參加由主管機關委託專業團體辦理之訓練取得證明　(D)具驗光執照即可直接為6~15歲者驗光。

解答　D

第7條　本法第12條第一項第二款及第二項第二款所稱一般隱形眼鏡，指非用於治療或診斷之隱形眼鏡。

法條解析

1. 規定一般隱形眼鏡之定義。

2. 隱形眼鏡於驗配時，時常接觸眼睛，而有摩擦眼角膜或造成眼睛感染之風險，此外，因硬式隱形眼鏡需使用螢光染劑及麻醉藥物，故應屬侵襲性、具風險性之醫療行為，尤其是角膜塑型鏡片。臨床上常見眼睛感染、充血或過敏等併發症，爰訂定本條規定驗光人員執業範圍不含治療式隱形眼鏡及角膜塑型隱形眼鏡，僅及於非治療式之軟式隱形眼鏡。

例題 | 4-7

一、選擇題

( ) 1. 依驗光人員法第12條第一項第二款及第二項第二款所稱一般隱形眼鏡，所指隱形眼鏡的種類以下何者為非？ (A)一般軟性隱形眼鏡 (B)一般硬性隱形眼鏡 (C)一般日拋軟式隱形眼鏡 (D)角膜塑型隱形眼鏡。

解答 D

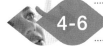

4-6 視力者輔助器具範圍

第8條　本法第12條第一項第三款所稱低視力者，指依身心障礙者鑑定作業辦法第5條附表二身心障礙類別、鑑定向度、程度分級與基準，其視覺功能之障礙程度達1以上者。

本法第12條第一項第三款所稱低視力者輔助器具，指以驗光輔助視覺功能之各式光學器具。

法條解析

本條文明定低視力者輔助器具之範圍。

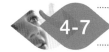

例題 | 4-8

一、是非題

（　）1. 低視力輔助器具，指以驗光輔助視覺功能之各式光學器具。

二、選擇題

（　）1. 驗光人員法第12條第一項第三款所稱低視力者，指依身心障礙者鑑定作業辦法第5條附表二身心障礙類別、鑑定向度、程度分級與基準，其視覺功能之障礙程度達：(A) 1　(B) 2　(C) 3　(D) 4 以上者。

解答

1. 是非題：○
2. 選擇題：A

4-7　驗光所設立申請規定

第9條　依本法第15條第一項規定申請設立驗光所，應填具申請書，檢附下列書件，並繳納開業執照費，向所在地直轄市、縣（市）主管機關申請核准登記：

一、驗光人員證書正本及其影本一份；正本驗畢後發還。

二、國民身分證正本及其影本一份；正本驗畢後發還。

三、驗光所平面配置圖及建築物合法使用證明文件。

四、依本法第15條第二項所定驗光人員執行業務證明文件。

五、其他依規定應檢具之文件。

直轄市、縣（市）主管機關對於前項之申請，應派員履勘後，核與規定相符者，始得發給開業執照。

📧 **法條解析**

1. 申請設立驗光所需要：(1)申請書；(2)檢附應備資料；(3)繳納開業執照費。

2. 所需檢附的資料如下：(1)驗光人員證書；(2)國民身分證；(3)平面配置圖及建築物使用證明；(4)執行業務證明文件；(5)其他文件。

例題 | 4-9 ▶

一、選擇題

( )1. 小明申請設立驗光所未成功，可能的原因是： (A)文件不齊 (B)未繳納開業執照費用 (C)主管機關派員履勘未通過 (D)以上皆有可能。

( )2. 以下哪個機關對於設立驗光所之申請，應派員履勘後，核與規定相符者，始得發給開業執照？ (A)直轄市、縣（市）衛生局 (B)直轄市、縣（市）經濟發展局 (C)衛生福利部 (D)經濟部。

二、情境題

案例 ▶

參考下頁的圖表內容，其為衛福部醫事人員執業執照申請流程，並依此流程回答以下問題：

( )1. 醫事人員申請何種程序，不需要相片？ (A)執業 (B)歇（廢）業 (C)補發執照 (D)更新執照。

解答 ▶

1. 選擇題：D　A

2. 情境題：B

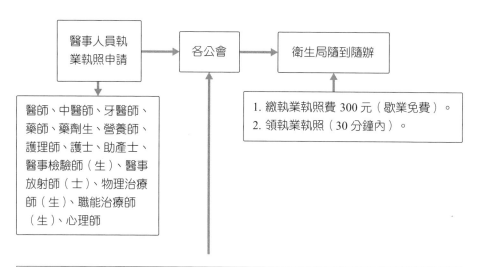

類別項目	醫事人員				
	執業	歇（廢）業	變更（換發）登記	補發	執照更新
申請書（一份）	√	√	√	√	√
公會證明（一份）	√	√	√	√	√
身分證正反面影本（一份）	√		√	√	
醫事人員證書正本及影本（一份）	√正本	√正本	√正本	√正本	√正本
專科醫師證書影本（一份）	√				
在（離）職證明（一份）	√	√	√		
原開（執）業執照撤回		√	√	切結書	√
一吋正半身照片2張（3個月內）	√		√	√	√
營養師執業場所非醫療機構者附工廠登記證（包括縣政府之核准面）	√		√		

註：醫事檢驗師（生）與醫事放射師（士）辦理執照更新，須檢附繼續教育聲明書，及繼續教育證明文件影本（正本於審核驗證後發還）。

資料來源：衛福部網站。

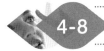

4-8 驗光所登記規定 ○ ○ C

第10條 本法第15條第一項所定驗光所核准登記事項如下：

一、 名稱、地址及開業執照字號。

二、 負責驗光人員之姓名、出生年月日、國民身分證統一編號、住址及證書字號。

三、 執行業務之項目。

四、 其他依規定應行登記事項。

📖 法條解析

明定驗光所開業應行登記各項事項：

項　目	登記事項
驗光所基本資料	1. 名稱 2. 地址 3. 開業執照字號
負責人員基本資料	1. 姓名 2. 出生年月日 3. 國民身分證字號 4. 住址 5. 證書字號
其他	1. 執行業務之項目 2. 其他依規定應行登記事項

例題 ┃ 4-10 ▶

一、選擇題

（　）1. 下列哪項是驗光人員法第15條第一項所定驗光所核准登記事項： (A)驗光所基本資料 (B)負責驗光人員的基本資料 (C)其他依規定應行登記事項 (D)以上皆是。

（　）2. 驗光人員法第15條第一項所定驗光所核准登記事項中，有關負責驗光人員的哪些資料不需在其中？　(A)姓名　(B)出生年月日　(C)國民身分證統一編號　(D)血型。

解答　D　D

4-9　驗光所名稱規定

第11條　本法第15條第六項所定驗光所名稱之使用、變更，其名稱應標明驗光所，且不得使用下列名稱：

一、單獨使用外文之名稱。

二、在同一直轄市、縣（市）區域內，他人已登記使用之名稱。

三、使用在同一直轄市、縣（市）區域內，與被撤銷或廢止開業執照未滿一年或受停業處分驗光所相同或類似之名稱。

四、使用疾病之名稱。

五、使用妨害公共秩序、善良風俗之名稱。

六、使用易使人誤會其與政府機關、公益團體有關之名稱。

七、其他經中央主管機關規定不得使用之名稱。

法條解析

規定驗光所名稱使用、變更，應使用及不得使用的各種情形。

例題 | 4-11

一、選擇題

（　）1. 下列哪項不是驗光所名稱使用上的規定：(A)不可以出現任何外文字，就算有中文名稱在上也是　(B)如在同一直轄市、縣（市）區域內，他人已登記使用之驗光所名稱，不得使用　(C)不得使用疾病名稱　(D)不得使用易使人誤會其與政府機關、公益團體有關之名稱。

（　）2. 有關驗光所名稱之使用「在同一直轄市、縣（市）區域內，與被撤銷或廢止開業執照未滿幾年或受停業處分驗光所相同或類似之名稱」不得使用：　(A)半年　(B)一年　(C)二年　(D)三年。

解答　　A　D

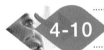

4-10　驗光所開業執照補（換）發　○ ○ ○

第12條　驗光所開業執照滅失或遺失者，應填具申請書，並繳納開業執照費，向原發給開業執照機關申請補發。驗光所開業執照毀損者，應填具申請書，並繳納補發執照費，連同原開業執照，向原發給開業執照機關申請核發。

法條解析

規定驗光所開業執照滅失、遺失或損壞者，申請補發、換發之程序。

項　目	原　因	申請作業
補發作業	滅失或遺失者	1. 申請書 2. 繳費 3. 向機關申請
換發作業	毀損	1. 申請書 2. 繳費 3. 交回原執照 4. 向機關申請

例題 | 4-12

一、選擇題

（　）1. 下列哪項不是驗光所開業執照滅失、遺失，申請補發、換發之程序：
(A)填具申請書　(B)繳納開業執照費　(C)向原發給開業執照機關申請補發　(D)連同原開業執照，向原發給開業執照機關申請核發。

解答　　D

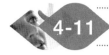
4-11　驗光所執業規定

第13條　驗光所停業、歇業或其登記事項變更，依本法第18條第一項規定報請備查或依同條第三項規定辦理核准變更登記時，應填具申請書，並檢附開業執照及有關文件，送由原發給開業執照機關依下列規定辦理：

一、停業：於其開業執照註明停業日期及理由後發還。

二、歇業：註銷其開業登記，並收回開業執照。

三、登記事項變更：辦理變更登記。

前項第三款登記事項變更，如需換發開業執照，申請人應依規定繳納換發執照費。

🗨 法條解析

進一步說明驗光所停業、歇業、登記事項變更申請時，所應檢附的相關資料及程序（整理如下表）。

事項	作業程序
停業	1. 註明停業日期及理由 2. 發還
歇業	1. 註銷 2. 收回
變更	辦理變更登記

例題 ┃ 4-13 ▶

一、選擇題

(　) 1. 下列哪項不是驗光所停業、歇業、登記事項變更開業執照滅失、遺失，申請補發、換發程序的規定？　(A)填具申請書　(B)檢附開業執照及有關文件　(C)送由原發給開業執照機關依下列規定辦理　(D)申請歇業將於其開業執照註明日期及理由後發還。

解答　D

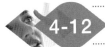

4-12　驗光所未執業規定

第14條　驗光所停業、歇業或受停業、撤銷或廢止開業執照處分者，其所屬驗
　　　　光人員，應依本法第10條第一項或第三項規定辦理停業、歇業或變更
　　　　執業處所。

📃 法條解析

　　本條文說明驗光所無論自願或非自願，只要是該處沒有執業一定要按規定
辦理相關程序。

 例題｜4-14

一、選擇題

（　）1. 驗光所所屬驗光人員發生哪種情形依規定將不得在該處所執業？　(A)受
　　　　停業處分　(B)受撤銷開業執照處分　(C)受廢止開業執照處分　(D)以上
　　　　皆是。

解答　D

4-13　驗光所招牌拆除

第15條　眼鏡公司（商號）內設立驗光所者，該驗光所得與眼鏡公司（商號）
　　　　共用招牌。驗光所歇業或受撤銷、廢止開業執照處分者，應將其招牌
　　　　拆除。

📖 法條解析

依本法第22條第二項規定，非驗光所不得為驗光廣告。驗光所既經歇業或受撤銷、廢止開業執照處分，已失其驗光所之資格，應不得為驗光所廣告，而驗光所招牌係屬廣告之一種，爰規定應予拆除，以利管理。

例題 | 4-15

一、選擇題

（　）1. 驗光所受哪種處分，應將其招牌拆除？　(A)歇業　(B)受撤銷開業執照處分　(C)受廢止開業執照處分　(D)以上皆是。

（　）2. 下列哪種情形驗光所的招牌不用拆除？　(A)歇業　(B)受撤銷開業執照處分　(C)受廢止開業執照處分　(D)停業。

解答 　D　D

第16條　主管機關人員執行本法第25條規定之檢查及資料蒐集時，應出示有關執行職務之證明文件或顯示足資辨別之標誌。

📖 法條解析

本條補充說明主管機關執行檢查及資料蒐集時，應出示證件。

例題 | 4-16

一、選擇題

（　）1. 規定主管機關執行驗光人員法第幾條規定之檢查及資料蒐集時，應出示有關執行職務之證明文件或顯示足資辨別之標誌：　(A)第15條　(B)第20條　(C)第25條　(D)第35條。

解答 　C

第17條　本法第43條所稱驗光業務，指本法第12條第一項及第二項各款之業務。

📖 法條解析

本條說明第43條所稱驗光業務之範圍。

參考第12條第一項及第二項各款內容，驗光師之業務範圍如下：

1. 非侵入性之眼球屈光狀態測量及相關驗光，包含為一般隱形眼鏡配鏡所為之驗光；15歲以下者應於眼科醫師指導下為之。但未滿6歲兒童之驗光，不得為之。

2. 一般隱形眼鏡之配鏡。

3. 低視力者輔助器具之教導使用。

4. 其他依醫師開具之照會單或醫囑單所為之驗光。

驗光生之業務範圍如下：

1. 一般性近視、遠視、散光及老花之驗光，包含為一般隱形眼鏡配鏡所為之驗光；15歲以下者應於眼科醫師指導下為之。但未滿6歲兒童之驗光，不得為之。

2. 一般隱形眼鏡之配鏡。

3. 其他依醫師開具之照會單或醫囑單所為之驗光。

第18條　本法第56條第一項及第二項所稱醫療機構，指依醫療法所設立之醫院、診所；所稱眼鏡行，指公司或商號登記為眼鏡批發業、眼鏡零售業或驗光配鏡服務業者。

📖 法條解析

就本法第56條第一項得應驗光人員特考之應考資格中，相關從事業務場所、從事業務內容及學歷之認定基準，以利特考資格之審查。

認定基準如下：

機構名稱	定義
醫療機構	1. 醫院 2. 診所
眼鏡行 （公司或商號）	1. 眼鏡批發業 2. 眼鏡零售業 3. 驗光配鏡服務業者

例題 | 4-17

一、選擇題

（　）1. 所稱醫療機構，指依醫療法所設立之醫院、診所；所稱眼鏡行，指公司或商號登記為：　(A)眼鏡批發業　(B)眼鏡零售業　(C)驗光配鏡服務業者　(D)以上皆可。

解答 D

第19條　本法第56條第一項所稱從事驗光業務，指從事本法第12條第一項各款之一之驗光業務；所稱具專科以上學校畢業資格，指在公立或立案之私立專科以上學校或符合教育部採認規定之國外專科以上學校畢業領有畢業證書者。本法第56條第二項所稱從事驗光業務，指從事本法第12條第二項各款之一之驗光業務；所稱具高中、高職以上學校畢業資格，指在公立、立案之私立或國外普通型高級中等學校、技術型高級中等學校或綜合型高級中等學校以上學校畢業領有畢業證書者。

法條解析

表4-3 本法條定義特種考試的學歷與從事驗光資格

試別	學歷資格與定義		從事驗光業務年資與定義	
	學歷	定義	年資	定義
特種考試 驗光師	專科以上	國內外公私立專科以上或符合教育部採認規定之國外專科以上學校畢業領有畢業證書者	滿三年	驗光師之業務範圍如下： 1. 非侵入性之眼球屈光狀態測量及相關驗光，包含為一般隱形眼鏡配鏡所為之驗光；十五歲以下者應於眼科醫師指導下為之。但未滿六歲兒童之驗光，不得為之 2. 一般隱形眼鏡之配鏡 3. 低視力者輔助器具之教導使用 4. 其他依醫師開具之照會單或醫囑單所為之驗光
特種考試 驗光生	高中、高職以上	公立、立案之私立或國外普通型高級中等學校、技術型高級中等學校或綜合型高級中等學校以上學校畢業領有畢業證書者	滿三年	驗光生之業務範圍如下： 1. 一般性近視、遠視、散光及老花之驗光，包含為一般隱形眼鏡配鏡所為之驗光；十五歲以下者應於眼科醫師指導下為之。但未滿六歲兒童之驗光，不得為之 2. 一般隱形眼鏡之配鏡 3. 其他依醫師開具之照會單或醫囑單所為之驗光
	國中或國小以下	160小時繼續教育	滿六年	

第20條　本法第56條第四項規定之公司（商號），由符合同條第一項、第二項規定，且曾應驗光師、驗光生特種考試者執行驗光業務，不以設立驗光所為限。

法條解析

　　說明只要有參加特種考試人員，其執行驗光業務時將不受是否設立驗光所的限制。

例題 | 4-18 ▶

一、是非題

（　）1. 老王開立眼鏡行已經20多年，若他曾參加民國106年之驗光生特種考
　　　 試，但考試未及格。若老王要在他的眼鏡行繼續執行驗光業務，則其眼
　　　 鏡行應該申請變更為驗光所才行。

解答　　X

第21條　　本細則自發布日施行。

CHAPTER

05

醫事人員執業
登記及繼續教育
辦法解析

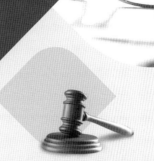

學習重點

讀完本章後，期望能瞭解：

1. 繼續教育課程內容與積分計算

2. 執業執照有效期限計算

3. 辦理繼續教育團體作業規範

本章大綱

5-1　總則

5-2　執業登記

5-3　繼續教育

5-4　附則

　　驗光人員屬醫事人員之一，其執業執照定期更新及繼續教育目的，都是要醫事人員能持續進修，以確保人員於執業期間，能提供一定的專業水準。

　　醫事人員執業登記及繼續教育辦法共四章，第一章總則共2條條文，第二章執業登記共10條條文，第三章繼續教育共8條條文，第四章附則共3條，合計23條文，各章及條文如下。

章數	條文
第一章：總則	第1~2條
第二章：執業登記	第3~12條
第三章：繼續教育	第13~20條
第四章：附則	第21~23條
合計	23條

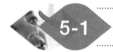

5-1　總則

第1條　　本辦法依醫師法第8條第三項與第四項、藥師法第7條第三項至第四項及第40條、護理人員法第8條第三項、物理治療師法第7條第三項、職能治療師法第7條第三項、醫事檢驗師法第7條第三項、醫事放射師法第7條第三項、營養師法第7條第三項與第四項、助產人員法第9條第三項、心理師法第7條第三項與第8條第二項、呼吸治療師法第7條第二項與第8條第二項、語言治療師法第7條第三項、聽力師法第7條第三項、牙體技術師法第9條第三項及驗光人員法第7條第三項規定訂定之。

🗨 法條解析
　　本條文說明法律授權訂定所依據的法源。

例題 5-1

一、選擇題

( ) 1. 驗光人員執業登記及繼續教育辦法在驗光人員法第幾條有提及？ (A)第3條 (B)第5條 (C)第7條 (D)第9條。

解答 C

第2條 本辦法所稱醫事人員，指醫師、中醫師、牙醫師、藥師、藥劑生、護理師、護士、物理治療師、物理治療生、職能治療師、職能治療生、醫事檢驗師、醫事檢驗生、醫事放射師、醫事放射士、營養師、助產師、助產士、心理師、呼吸治療師、語言治療師、聽力師、牙體技術師及牙體技術生、驗光師及驗光生。本辦法所稱多重醫事人員，指領有二種以上醫事人員證書者。

法條解析

本條文逐一列出哪些為醫事人員，並解釋多重醫事人員的定義。

例題 5-2

一、選擇題

( ) 1. 下列何者尚未納入醫事人員？ (A)心理師 (B)驗光生 (C)營養師 (D)口腔衛生師。

解答 D

5-2　執業登記

第3條　領有醫事人員證書，且未有各該醫事人員法律所定不得發給執業執照情形之一者，得申請醫事人員執業登記。

📰 法條解析

此條文說明持有領有驗光師證書者，得申請驗光師執業登記。除非有下列三種狀況之一者則不能發給驗光師執業執照：(1)經廢止驗光人員證書；(2)經廢止驗光人員執業執照未滿一年；(3)罹患精神疾病或身心狀況違常，經主管機關認定不能執行業務。

例題 | 5-3

一、是非題

（　）1. 領有驗光人員證書，就可以開始執業了。

解答　X

第4條　醫事人員申請執業登記，應填具申請書，並檢附下列文件及繳納執業執照費，向所在地直轄市、縣（市）主管機關申請，發給執業執照：

一、醫事人員證書正本及其影本一份（正本驗畢後發還）。

二、身分證明文件影本一份。

三、最近三個月內之一吋正面脫帽半身照片二張。

四、擬執業機構出具之證明文件。

五、執業所在地醫事人員公會會員證明文件。

六、完成第13條第一項各款繼續教育之證明文件。

七、中央主管機關發給且仍在有效期間內之專科醫事人員證書。但醫事人員無專科制度者，得免檢附。

法條解析

本條文說明申請執業執照所需要的文件。

例題 ┃ **5-4**

一、選擇題

( ) 1. 驗光人員申請執業登記需要哪些資料？ (A)醫事人員證書 (B)繼續教育之證明 (C)公會會員證明文件 (D)以上皆是。

解答 D

第5條　　醫事人員申請執業登記，有下列情形之一者，得免檢具前條第六款規定之文件：

一、領得醫事人員證書五年內申請執業登記。

二、物理治療師（生）或職能治療師（生）於中華民國97年5月23日前、護理師及護士於中華民國97年6月20日前，已取得該類醫事人員證書，且於該日期起算五年內申請首次執業登記。

三、醫事人員歇業後重新申請執業登記之日期，未逾原執業處所執業執照所載應更新日期。

法條解析

本條文說明醫事人員可以免附繼續教育的幾種情形。

例題 ┃ **5-5**

一、選擇題

( ) 1. 有關醫事人員申請執業登記，其中領得醫事人員證書在幾年內申請執業登記時得免檢具繼續教育之證明文件？ (A)三年 (B)五年 (C)六年 (D)十年。

解答 B

第6條　　醫事人員申請執業登記，其依第4條第六款所定繼續教育證明文件，有下列情形之一者，得以該類醫事人員申請執業登記前一年內接受第13條第一項各款繼續教育課程總積分達1/6以上之證明文件代之：

一、領得醫事人員證書逾五年，首次申請執業登記。

二、醫事人員於下列各目日期前，已取得各該類醫事人員證書，且逾該日期起算五年始申請首次執業登記：

　　（一）醫事檢驗師（生）或醫事放射師（士）：中華民國89年7月11日。

　　（二）心理師：92年3月19日。

　　（三）呼吸治療師：92年5月13日。

　　（四）營養師：94年4月8日。

　　（五）助產師（士）：94年4月15日。

　　（六）物理治療師（生）或職能治療師（生）：97年5月23日。

　　（七）護理師及護士：97年6月20日。

三、醫事人員連續歇業期間逾二年。於具有多重醫事人員或兼具有師級及生（士）級之同一類醫事人員資格者，須分別均逾二年。

專科醫師依前項規定應備之文件，得以申請執業登記前一年內接受第13條第一項第二款至第四款所定繼續教育課程積分達三點以上之證明文件代之，不受前項規定之限制。

📑 法條解析

　　本條文說明哪些情形申請執業登記前一年內接受繼續教育課程總積分達1/6點以上的證明文件可以做為繼續教育的證明文件。

一、選擇題

（　）1. 領得醫事人員證書逾幾年，首次申請執業登記時，申請執業登記前一年
　　　　內接受的繼續教育課程積分可以計算？　(A)一年　(B)三年　(C)五年
　　　　(D)六年。

解答　C

第7條　醫事人員辦理執業執照更新，應於其執業執照應更新日期屆滿前六個
　　　　月內，填具申請書，並檢具下列文件及繳納執業執照費，向原發執業
　　　　執照機關申請換領執業執照：

一、原領執業執照。

二、最近三個月內之一吋正面脫帽半身照片二張。

三、執業所在地醫事人員公會會員證明文件。

四、完成第13條第二項所定繼續教育之證明文件或下列其他相關證明
　　文件：

（一）專科醫師、專科牙醫師：完成第13條第二項第二款第二目
　　　所定繼續教育之證明文件。

（二）專科護理師：中央主管機關發給，且仍在有效期間內之專
　　　科護理師證書。

醫師符合下列各款情形，除應依前項規定辦理外，並應檢具畢業後綜
合臨床醫學訓練（以下稱一般醫學訓練）證明文件：

一、中華民國108年7月1日以後始領有醫師證書，且未領有專科醫師
　　證書者。

二、於首次辦理執業執照更新時，或因歇業逾首次執業執照應更新日
　　期，於新發給之執業執照更新時。

📖 法條解析

本條文說明執業執照更新的期限與手續，更新期限為執業執照屆滿前六個月內，檢具所需文件：(1)原領執業執照；(2)照片；(3)公會會員證明；(4)繼續教育證明文件。

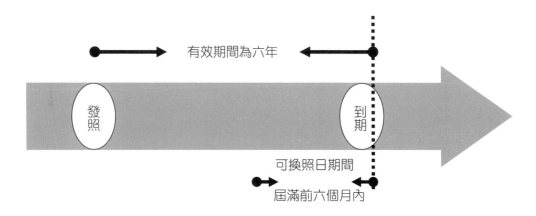

例題 | 5-7

一、選擇題

( ) 1. 醫事人員辦理執業執照更新，應於其執業執照應更新日期屆滿前多久以內，填具申請書，並檢具相關文件及繳納執業執照費，向原發執業執照機關申請換領執業執照？　(A)一個月內　(B)三個月內　(C)六個月內　(D)一年內。

( ) 2. 醫事人員辦理執業執照更新，應檢具所需文件中以下何者為非？　(A)原領執業執照　(B)成績單　(C)照片及公會會員證明　(D)繼續教育證明文件。

解答　C　B

第8條　領得醫事人員證書未逾五年而申請執業登記者，其執業執照之更新日期為自各該證書發證屆滿第六年之翌日。

中華民國97年5月23日前已取得物理治療師（生）或職能治療師（生）證書，且於該日期起算五年內，申請執業登記者，其執業執照之更新日期不得逾103年5月22日。

97年6月20日前已取得護理師或護士證書，且於該日期起算五年內，申請執業登記者，其執業執照之更新日期不得逾103年6月19日。

醫事人員歇業後重新申請執業登記，執業登記日期未逾原發執業執照所載應更新日期者，以該日期為新發執業執照應更新日期；逾原發執業執照所載應更新日期者，其執業執照應更新日期自執業登記日期起算六年。但依第6條規定辦理執業登記者，其執業執照之更新日期為自執業登記屆滿第六年之翌日。

法條解析

本條文說明如何計算執業執照的有效期限。

每張證書自發照日開始計算有效期限為六年，又依不同情形有不同的計算方式。

1. 首次申請分為兩種情形：

(1) 醫事人員證書發證日期5年內申請（證書發證屆滿第6年之翌日，見下圖）。

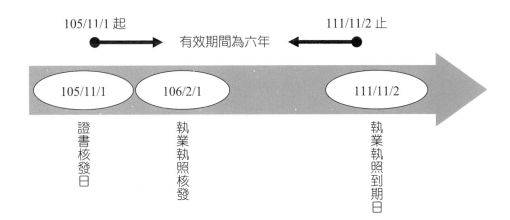

(2) 證書發證日期5年後申請（執業執照核發日加6年之翌日，見下圖）。

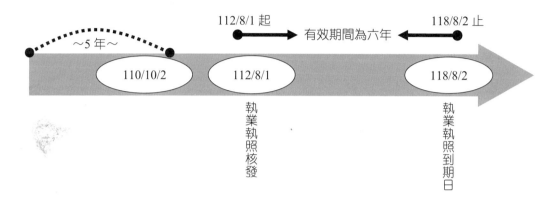

2. 歇業後重新申請分為兩種情形：

(1) 執業執照更新（換照日在有效期內，見下圖）。

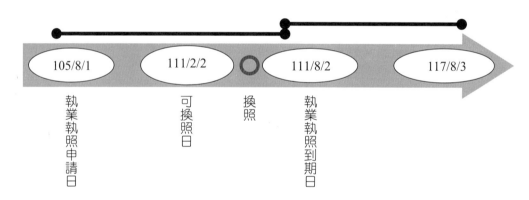

(2) 重新申請執業登記（更新日未在有效期內，見下圖）。

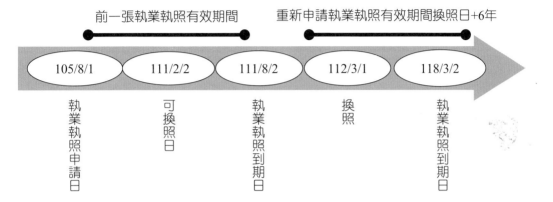

前一張執業執照有效期間　　　重新申請執業執照有效期間換照日+6年

| 105/8/1 | 111/2/2 | 111/8/2 | 112/3/1 | 118/3/2 |

執業執照申請日　可換照日　執業執照到期日　換照　執業執照到期日

例題｜5-8 ▶

一、選擇題

( ) 1. 假設甲驗光師剛通過考試於民國105年11月1日領得證書，並於民國106年2月1日申請執業執照，請問他的執業執照之更新日期不得逾何日？
(A)民國111年11月1日　(B)民國111年10月31日　(C)民國112年2月1日
(D)民國112年2月2日。

( ) 2. 假設乙驗光師於民國105年10月1日拿到驗光師證照，於民國112年8月1日申請執業執照，請問他本次申請的執照之更新日期不得逾何日？　(A)民國110年10月2日　(B)民國111年10月2日　(C)民國117年8月2日　(D)民國118年7月31日。

( ) 3. 假設丙驗光師歇業後重新申請執業登記，執業執照應更新日期為民國111年8月2日執業執照到期，他於民國111年3月1日申請換照，請問新的執照之更新日期不得逾何日？　(A)民國117年3月1日　(B)民國117年3月2日　(C)民國117年8月2日　(D)民國117年8月1日。

（　）4. 假設丁驗光師歇業後重新申請執業登記，執業登記日期於民國111年8月
2日執業執照到期，他於民國112年3月2日換照，請問新的執照之更新日
期不得逾何日？　(A)民國117年8月3日　(B)民國117年8月2日　(C)民國
118年3月2日　(D)民國118年3月1日。

解答　B　D　D　C

第9條　醫事人員執業執照滅失或遺失時，應填具申請書、具結書，繳納執業
執照費並檢具最近三個月內之一吋正面脫帽半身照片二張，向原發執
業執照機關申請補發。

醫事人員執業執照損壞時，應填具申請書，繳納執業執照費並檢具最
近三個月內之一吋正面脫帽半身照片二張及原執業執照，向原發執業
執照機關申請換發。

法條解析

這條條文說明如果遇到執業執照遺失或損壞時要如何處理，如果執業執照
還在（損壞）只需要將執照拿去申請「換發」，如果已經找不到或找不回來就
要重新辦理補發作業。

表5-1　換照與補發作業所需資料

項目	申請書	繳納執業執照費	一吋照片二張	其他
補發	√	√	√	具結書
換發	√	√	√	原執業執照

例題｜5-9

一、選擇題

（　）1. 驗光人員執業執照因損害而辦理換發，在申請時免附何項證件？　(A)申
請書　(B)繳納執業執照費　(C)原執業執照　(D)具結書。

（　）2.驗光人員執業執照因減失或遺失而辦理補發，在申請時免附何項證件？
(A)申請書　(B)繳納執業執照費　(C)原執業執照　(D)具結書。

解答　D　C

第10條　醫事人員停業及歇業之程序及應備文件等相關事項，依各該醫事人員法律施行細則之規定辦理。

醫事人員停業後申請復業，應檢具原執業執照，向原發執業執照機關辦理。

法條解析

驗光人員法施行細則有關停業及歇業的規定為：

第5條　驗光人員停業、歇業，依本法第10條第一項規定報請備查時，應填具申請書，並檢附執業執照及有關文件，送由原發給執業執照機關依下列規定辦理：

一、停業：登記其停業日期及理由後，發還其執業執照。

二、歇業：註銷其執業登記及執業執照。

復業由於是要重新執業，所以原來的執業執照需要交出，而歇業則在辦理歇業程序時執業執照就已經被收回註銷了，兩者不同。

例題 5-10

一、選擇題

（　）1.醫事人員停業後申請復業時　(A)應檢具原執業執照辦理　(B)發照機關辦理　(C)一旦停業就無法復業　(D)直接復業，不需辦理任何程序。

解答　A

第11條　具有多重醫事人員資格者，得依其多重身分同時辦理執業登記，並應符合下列規定：

一、執業登記場所，以同一處所為限；執業場所並應符合各該醫事人員執業場所相關設置標準之規定，該場所依法規得供該類醫事人員辦理執業登記。

二、應依法律規定分別加入各該醫事人員公會，且應分別完成第13條第一項各款所定之繼續教育積分。

三、擇一資格為其主要執業類別，據以計算其執業之場所相關設置標準規定應具備之人力。

四、停業、歇業或報准前往其他處所執行業務，應以主要執業登記類別辦理。

五、兼具師級及士（生）級之同一類醫事人員資格者，其執業登記僅得擇一資格辦理。

具有醫師、中醫師、牙醫師等多重醫事人員資格者，其執業登記，依具有多重醫事人員資格者執業管理辦法之規定辦理，不適用前項規定。

法條解析

本條文說明如果同時擁有多重醫事人員的資格，在辦理執業登記所需的規範。

例題 5-11

一、選擇題

（　）1. 王小姐具有兩類醫事人員之資格，得依其該兩類身分同時辦理執業登記，但其執業登記場所的規定如何？　(A)可以兩處所　(B)以同一處所為限　(C)沒有規定　(D)只要有報准即可。

( ) 2. 李先生兼具驗光師及驗光生之同一類醫事人員資格，請問其執業登記方式為何？ (A)僅得擇一資格辦理執業登記 (B)兩項資格皆可辦理執業登記 (C)沒有規定 (D)只要有報准即可。

解答 B A

第12條 （刪除）

5-3 繼續教育

第13條 1. 醫事人員執業，應接受下列課程之繼續教育：

一、專業課程。

二、專業品質。

三、專業倫理。

四、專業相關法規。

2. 醫事人員每六年應完成前項繼續教育課程之積分數如下：

一、物理治療生、職能治療生、醫事檢驗生、醫事放射士、牙體技術生及驗光生：

（一）達七十二點。

（二）前項第二款至第四款繼續教育課程之積分數，合計至少七點，其中應包括感染管制及性別議題之課程；超過十四點者，以十四點計。

二、前款以外之醫事人員：

（一）達一百二十點。

（二）前項第二款至第四款繼續教育課程之積分數，合計至少十二點，其中應包括感染管制及性別議題之課程；超過二十四點者，以二十四點計。

3. 兼具醫師、中醫師、牙醫師多重醫師資格者變更資格申請執業登記時，對於第一項第二款至第四款繼續教育課程積分，應予採認；對於第一項第一款性質相近之專業課程積分，得相互認定。

📑 法條解析

本條文說明驗光人員辦理執業執照更新的期程及繼續教育的積分數規定。

1. 期程：每六年更新一次。

2. 繼續教育積分數課程規範如下表所示：

類　　別	專業課程	專業品質	專業倫理	專業相關法規
驗光生 （72點）	58~65點	7~14點 （應包括感染管制及性別議題）		
驗光師 （120點）	96~108點	12~24點 （應包括感染管制及性別議題）		

例題 | 5-12 ▶

一、選擇題

（　）1. 驗光師執業，每六年應接受繼續教育課程的積分數為多少？　(A) 72點　(B) 120點　(C) 14點　(D) 24點。

（　）2. 驗光生辦理執業執照更新的時間與應接受繼續教育課程的積分點數規定為？　(A)每四年72點　(B)每四年120點　(C)每六年72點　(D)每六年120點。

（　）3. 驗光師接受更換執業執照的繼續教育課程規定，除專業課程外的課程至少應包括以下哪兩種課程？　(A)「勞工安全」與「急救訓練」　(B)「急救訓練」與「感染管制」　(C)「性別議題」與「感染管制」　(D)「勞工安全」與「性別議題」。

解答　B　C　C

第14條　1. 醫事人員繼續教育之實施方式及其積分，如附表。

　　　　2. 前項及前條第一項、第二項之繼續教育課程及積分，應由經中央主管機關認可之醫事人員團體辦理審查認定及採認。

第15條　申請認可辦理前二條繼續教育課程與積分審查認定及採認之各該類醫事人員團體，應符合下列規定：

一、為全國性之醫事人員學會、各該類醫事人員相關學會或公會。

二、設立滿三年。

三、會員中各該類醫事人員全國執業人數，應達下列各目比率或人數之一：

　　（一）醫師及助產人員：10%以上。

　　（二）中醫師及醫事放射師：40%以上。

　　（三）護理人員：3,000人以上。

　　（四）前三目以外醫事人員：20%以上。

各該類醫事人員團體申請前二條認可，應檢具申請函及包括下列文件、資料之計畫書，向中央主管機關提出，經核定後，始得為之：

一、設立證明文件、組織章程、組織概況及會員人數資料。

二、醫事人員繼續教育課程與積分採認人力配置、處理流程、委員會組成、職責及會議召開之作業方式。

三、醫事人員繼續教育課程及積分採認之作業監督方法。

四、醫事人員繼續教育課程及積分採認之相關文件保存。

五、醫事人員繼續教育課程品質管理方式。

六、收費項目及金額。

七、其他經中央主管機關指定之文件、資料。

法條解析

　　本條文說明申請認可辦理繼續教育課程與積分審查認定及採認的驗光人員團體，所需具備的資格及申請程序。

1. 申請資格：(1)全國性；(2)設立滿三年；(3)會員全國執業人數20%以上。
2. 申請程序：(1)申請函；(2)文件；(3)計畫書。

例題 5-13

一、選擇題

(　　)1. 要成為繼續教育課程與積分採認之驗光人員團體，在設立時間規定上，何者正確？　(A)設立滿一年　(B)設立滿二年　(C)設立滿三年　(D)設立滿五年。

(　　)2. 要成為繼續教育課程與積分採認之驗光人員團體，以下規定，何者是正確的？　(A)只限全國性的工會　(B)設立滿二年　(C)會員中全國證照人數達20%以上　(D)經中央主管機關核定。

解答　C　D

第16條　　中央主管機關受理前條申請之審查，得至該醫事人員團體實地訪查作業情形。

法條解析

　　本條文說明向中央主管機構提出申請時，在審查時，可能會對提出申請的團體進行實地訪查。

例題 | 5-14 ▶

一、是非題

( ) 1. 提出辦理繼續教育積分申請的團體，由地方主管機構進行管理，中央主管機構不需派員實地訪查。

解答 X

第17條　經認可得辦理完成繼續教育積分審查認定及繼續教育課程與積分採認業務之醫事人員團體，應依核定之計畫書，辦理醫事人員繼續教育課程及積分採認與收費；並適時查核採認之課程，確實依其申請之課程內容實施。

法條解析

　　本條文說明可辦理繼續教育積分的團體應該要依核定的計畫書確實執行，不可隨意變更。

例題 | 5-15 ▶

一、是非題

( ) 1. 辦理繼續教育積分申請的團體要隨時依需求實際調整課程內容與經費進度，跟核定的計畫書內容不同也沒有關係。

解答 X

第18條　經認可之醫事人員團體有下列情事之一者，中央主管機關得廢止其認可：

　　一、未依規定或計畫書審查醫事人員繼續教育課程及積分，情節重大。

二、未依計畫書收費項目及金額收費，致生超收費用或擅立項目收費。

三、規避、妨礙或拒絕中央主管機關之查核。

四、不符合第15條第一項第三款規定。

違反前項第一款規定，未依規定採認之醫事人員繼續教育課程及積分，不生採認之效果。

經中央主管機關依第一項規定廢止認可之醫事人員團體，一年內不得重新申請認可。

法條解析

本條文說明辦理繼續教育課程及積分的團體，未依規定作業將被廢止認可，一年後才可以重新提出申請。

例題 5-16

一、選擇題

(   ) 1. 經核定可以辦理繼續教育課程及積分的團體，被廢止認可，多久後才可以重新提出申請？　(A)一年　(B)二年　(C)三年　(D)永不得提出申請。

解答 A

第19條　第13條第一項第一款所定繼續教育積分，於專科醫師，依專科醫師分科及甄審辦法之規定。

專科醫師於中華民國96年8月17日醫師執業登記及繼續教育辦法修正施行前，已依專科醫師分科及甄審辦法，規定取得之專業品質、專業倫理或專業相關法規課程之積點，合於本辦法規定者，得予採認。

專科護理師依專科護理師分科及甄審辦法規定參加課程或訓練取得之積點，合於本辦法規定者，得予採認。

第20條　醫事人員受懲戒處分應接受一定時數繼續教育者，不得以本辦法所定
　　　　應接受之繼續教育抵充。

📖 法條解析

本條文說明受懲戒處分需要接受一定時數繼續教育的時數要另外計算。

例題 ┃ *5-17*

一、是非題

（　　）1. 驗光人員受懲戒處分應接受一定時數繼續教育，其時數得與更換執業執
　　　　　照繼續教育積分抵充。

解答　X

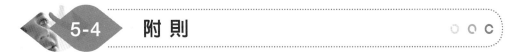

5-4　附 則

第21條　本辦法施行前，已領有執業執照之醫事人員，其應辦理執業執照更新
　　　　日期，依原發執業執照所載應更新日期。

第22條　本辦法施行前，已依各該類醫事人員執業登記及繼續教育辦法規定，
　　　　申請認可為各該類醫事人員繼續教育積分審查認定及繼續教育課程與
　　　　積分採認之醫事人員團體者，免依第15條規定，重新提出申請認可。

　　　　本辦法修正施行前，已依藥師執業登記及繼續教育辦法所採認之繼續
　　　　教育課程及積分，得由原審查認定及採認之醫事人員團體，依第十三
　　　　條規定，辦理課程及積分之分類。

第23條　本辦法自發布日施行。

　　　　中華民國104年12月30日修正發布之條文，除第13條第二項第二款第
　　　　二目所定醫事人員為藥師及藥劑生者，自106年1月1日施行外，自發
　　　　布日施行。

MEMO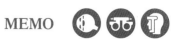

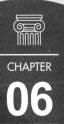

CHAPTER

06

驗光所設置
標準解析

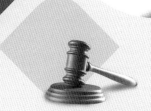

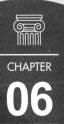 **學習重點** ————————————————————————

讀完本章後,期望能瞭解:

明瞭驗光所的場地、設施及輔具的各項規範

依據驗光人員法條文規定訂定出驗光所設置標準，條文共計有6條。

條數	內容
第1條	法源（驗光人員法第15條）
第2條	場地規範
第3條	設施規範
第4條	低視力輔具規範
第5條	眼鏡公司（商號）設置驗光所場地規範
第6條	自發布日施行

各條文說明如下：

第1條　　本標準依驗光人員法第15條第六項規定訂定之。

法條解析

本條文說明標準訂定的依據源自於驗光人員法第15條第六項規定。

其說明如下：

驗光人員法第15條條文內容為：

驗光所之設立，應以驗光人員為申請人，向所在地直轄市、縣（市）主管機關申請核准登記，發給開業執照，始得為之。

前項申請設立驗光所之驗光師，以在第9條所定之機構執行業務二年以上者為限；申請設立驗光所之驗光生，以在第9條所定之機構執行業務5年以上者為限。

前項執行業務年資之採計，以領有驗光人員證書並依法向直轄市、縣（市）主管機關辦理執業登記者為限。但於本法公布施行前已執行業務者，其實際服務年資得併予採計。

驗光所之名稱使用、變更，應以所在地直轄市、縣（市）主管機關核准者為限。

非驗光所，不得使用驗光所或類似之名稱。驗光所之名稱使用與變更、申請條件、程序及設置標準，由中央主管機關定之。

經中央主管機關依第9條規定認可之機構，設有驗光業務之單位或部門者，準用前項之規定。

驗光人員法第9條條文內容為：

驗光人員執業以一處為限，並應在所在地直轄市、縣（市）主管機關核准登記之醫療機構、驗光所、眼鏡公司（商號）或其他經中央主管機關認可之機構為之。但機構間之支援或經事先報准者，不在此限。

例題 6-1

一、選擇題

( ) 1. 驗光所設置標準是依據哪個法訂定的？ (A)驗光人員法 (B)驗光所設置標準法 (C)驗光人員法實行細則 (D)驗光人員繼續教育辦法。

解答 A

第2條 驗光所應有明顯區隔之獨立作業場所及出入口，其總樓地板面積，不得小於20平方公尺。但第5條另有規定者，從其規定。

法條解析

本條文說明驗光所應該要有明顯區隔的獨立作業場所和出入口，及其最小面積。

例題 6-2

一、選擇題

( ) 1. 驗光所應有明顯區隔之獨立作業場所及出入口，其總樓地板面積，不得小於多少平方公尺？ (A) 10 (B) 20 (C) 30 (D) 40。

解答 B

第3條　　驗光所應有下列設施：

一、驗光室：

（一）明顯區隔之獨立空間，且不得小於5平方公尺。

（二）空間之直線距離至少5公尺；採鏡子反射法者，直線距離至少2.5公尺。

（三）驗光必要設備：

1. 電腦驗光機或檢影鏡。

2. 角膜弧度儀或角膜地圖儀。

3. 鏡片試片組或綜合驗度儀。

4. 鏡片驗度儀。

5. 視力表。

二、等候空間。

三、執行業務記錄之保存設施。

四、手部衛生設備。

法條解析

本條文規範驗光所內應該具備的設施與設備。

例題 | 6-3

一、選擇題

（　　）1. 下列哪一項驗光所內應該具備的設施與設備不在規範內？　(A)驗光室　(B)等候空間　(C)保存執行業務記錄之設施　(D)廁所。

（　　）2. 驗光室應為明顯區隔之獨立空間，其面積且不得小於多少平方公尺？　(A) 5　(B) 10　(C) 15　(D) 20。

（　　）3. 驗光必要設備以下何者未列？　(A)電腦驗光機或檢影鏡　(B)角膜弧度儀或角膜地圖儀　(C)裂隙燈顯微鏡　(D)鏡片驗度儀。

解答　D A C

第4條　教導低視力者使用輔助器具時，應配置相關必要設備。

📖 法條解析

　　本條文說明為了讓民眾易於辨識驗光所執行業務項目，驗光所的開業執照應該要有驗光人員執行其業務的項目；執行低視力者輔助器具的教導使用人員，也應該要有配置相關的輔助器具。

例題 ▎ 6-4 ▶

一、是非題

（　）1. 教導低視力者使用輔助器具時，應配置相關必要設備。

解答　○

第5條　眼鏡公司（商號）內設置之驗光所，其總樓地板面積，不得小於5平方公尺，並設有下列設施、設備：

　　　一、第3條第一款之驗光室。

　　　二、等候空間及執行業務記錄之保存設施，並得與眼鏡公司（商號）共用。

　　　三、手部衛生設備。

　　　前項驗光所，不以獨立出入口為限。

📖 法條解析

　　本條文規定驗光所的兩項標準：(1)樓地板面積；(2)規定眼鏡公司（商號）可以和內部設置的驗光所之共用。

例題 | 6-5

一、選擇題

(　　) 1. 眼鏡公司（商號）內設置之驗光所，其總樓地板面積，不得小於：(A) 5
(B) 10　(C) 15　(D) 20 平方公尺。

(　　) 2. 眼鏡公司（商號）內設置之驗光所應設有的設施與設備中哪些不是必要
的？　(A)等候空間　(B)執行業務記錄之保存設施　(C)手部衛生設備
(D)磨片設備。

解答　A　D

第6條　　本標準自發布日施行。

法條解析

本條文說明本標準的施行日期。

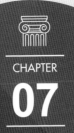

CHAPTER

07

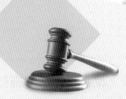

驗光人員倫理

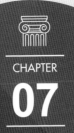 學習重點

讀完本章後,期望能瞭解:

明瞭倫理的專有名詞意涵,並能掌握驗光人員專業倫理的精神

本章大綱

7-1　倫理、道德與法律

7-2　職場倫理與醫學倫理

7-3　驗光人員倫理

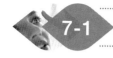

7-1 倫理、道德與法律

倫理與道德一般人容易混淆，然而兩者在意義上並不相同。道德指的是個人的行為、品性、動機、性格等的表徵，消極面來說以不傷害(do no harm)為主，積極面以促進快樂(promote happiness)為主。倫理指的是因著人與人之間各種關係所衍生出來，彼此互相認為恰當的行為標準，是社會大眾公認的正確行為與舉止。因此，道德比較著重在個人層面，而倫理相對下比較偏社會層面，簡單說倫理比較像是依據道德所發展出來的具體規範。

倫理是人類與生俱有的天理與良心，知道什麼是對的，什麼是錯的。倫理是存在人們心中的一套價值觀與行為準則，指出什麼是對的，什麼是錯的。就倫理議題而言，沒有統一適合所有情境的答案，因此面對衝突時，我們應清楚知道自己的價值。

倫理、道德與法律都是行為的規範，其中的差異點在於法律有強制性，倫理與道德則無。簡單來說道德指的是個人行為及思想的規範，倫理指的是大眾共同認為的行為思想準則，法律則是道德與倫理的基本要求與最低標準。合法的不一定合倫理，至於合倫理的不一定合法，如圖7-1。

倫理決策不只是一種「對錯的判斷」，是一種「對道德推理的探索」，讓選擇合理化。因此倫理決策過程不只「要或不要的判斷」，有「該或不該的判斷」。所以具有道德思考的概念和倫理相關知識，才能作出符合現實情境和倫理要求的決定。

倫理問題要考量價值觀、文化和情境差異，並顧法理情。倫理有別於法律，倫理的期許超越法律的規範。遵守倫理有時需要付出代價，但終究是值得的。遵守倫理就是光明磊落、問心無愧。有關專業倫理則針對某一專業領域中的人員訂出之相關規範；法有時而窮，消極防弊，無法積極興利，灰色地帶多，為道德倫理的最低標準。倫理與道德在含義上稍有不同，倫理必涉及到人與人之間的關係，而道德則不涉及人際關係。專業倫理重點會在人們於職業活動中，對於自己應有的權利及義務的執行。

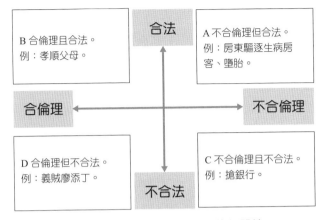

◆ 圖7-1　合法與合倫理的相關性

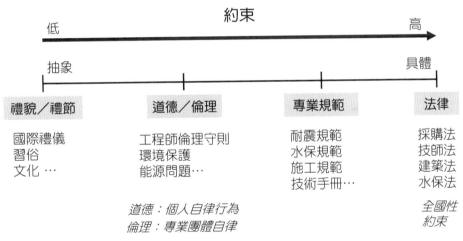

◆ 圖7-2　禮節、道德、規範與法律的關聯性

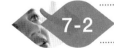

7-2　職場倫理與醫學倫理

　　職場倫理(professional ethics)指的是企業內部成員或專業人士的專業倫理規範，與一般倫理不同。職場倫理也稱工作倫理，是個人在工作職場上，對他人、自己、工作本身所應該遵守的行為與倫理規範，也就是說包含了與顧客的

互動，與同事的互動以及與出資者的互動關係。不同的專業領域各有各自的專業倫理需要遵循。職業倫理或稱專業倫理目的是用來強化自身的風紀，職場倫理通常包含了忠誠、敬業、人際關係等，職場倫理可以使維持良好的職場關係，健全的職場倫理也可以使投資者、員工與顧客的利益獲得最大平衡點。

醫學倫理(medicine ethics)則是一種道德思考、判斷和決策的過程。醫學倫理乃是將倫理理論、倫理原則實際運用到臨床病人身上，以幫助醫事人員於處理臨床醫療情境所發生的倫理問題時，能做出對病人最有利益、最能符合道德倫理規範的醫療決策。醫學倫理是利用道德哲學理論及研究為架構，探討醫學領域中所有倫理問題之研究，也在於解除醫學科技與人性需求的衝突。

醫學倫理的探討範圍涵蓋醫事人員（醫師、護理人員、藥師、物理治療師與驗光師等）、學術研究（臨床或基礎研究等）、醫療機構（營利、非營利、國有、私有等單位）、醫療體系（醫療政策、醫學教育、健康保險等體系），這些範疇都是近年來主要探討方向。

醫學倫理學的四項基本原則為：不傷害、行善、尊重自主與正義，以下將分項說明：

一、不傷害

不傷害即為勿害原則，指在診治過程中不使病人的身心受到損傷，這是醫務工作者應遵循的基本原則。一般地說，凡是醫療上必需的，屬於醫療的適應症，所實施的診治手段是符合不傷害原則的。相反，如果診治手段對病人是無益的、不必要的或者禁忌的，而有意或無意的強迫實施，使病人受到傷害，就違背了不傷害原則。

不傷害原則不是絕對的，因為很多檢查和治療，即使符合適應症，也會給病人帶來生理上或心理上的傷害。如治療腫瘤的化學治療，雖能抑制腫瘤，但對造血和免疫系統會產生不良影響。臨床上的許多診斷治療具有雙重效應。如果一個行動的有害效應並不是直接的、有意的效應，而是間接的、可預見的。如當妊娠危及胎兒母親的生命時，可進行人工流產或引產，這種挽救母親的生命是直接的、有益的效應，而胎兒死亡是間接的、可預見的效應。

臨床上可能對病人造成傷害的情況有：醫事人員的知識和技能低下；對病人的呼叫或提問置之不理；歧視、侮辱、謾罵病人或家屬；強迫病人接受某項檢查或治療措施；施行不必要的檢查或治療；醫務人員的行為疏忽、粗枝大葉；不適當地限制約束病人的自由；威脅或打罵病人；拒絕對某些病人提供醫療照護活動，如愛滋病病人等；拖拉或拒絕對急診病人的搶救等。對此，醫務人員負有道德責任，應該避免發生。

勿害原則與其他原則衝突的情況如下。第一，勿害原則與行善原則的衝突。如有一足部有嚴重潰瘍的糖尿病病人，經治療病情未減輕，有發生敗血症的危險，此時為保住病人的生命而需將病人截肢。表面上看，這樣做對病人將造成很大的傷害，但是為了保全病人的生命，這樣做是符合行善原則的，因為，「兩害相權」要取其輕。第二，勿害原則與正義原則的衝突。如在稀有衛生資源的使用上，一個病房有四個腎衰竭病人同時需要腎移植，但因腎源有限，不可能使每個需要的人都得到，只能按正義原則進行病人選擇，未得到腎的病人在身心上將受到傷害，這是不傷害原則和行善原則同時與正義原則相衝突的情況。第三，勿害原則與尊重自主原則的衝突，這多表現為醫務人員為尊重患者的自主性而無法選擇使病人不受到傷害的醫療行為。

二、行善

行善原則是指醫事人員的診治行為以保護病人的利益、促進病人健康、增進其幸福為目的。行善原則要求醫事人員的行為對病人確有助益，必須符合以下條件：病人的確患有疾病；醫事人員的行動與解除病人的疾苦有關；醫事人員的行動可能解除病人的疾苦；病人受益不會給別人帶來太大的損害。

行善原則與其他原則的衝突如下。第一，行善原則與不傷害原則的衝突。醫事人員的行為，往往不單純給病人帶來益處且常常伴有副作用，此時行善原則要求醫務人員權衡利害，使醫療行為能夠得到最大可能的益處，而帶來最小可能的危害。在人體實驗中，受試者可能並不得益，而且很可能受到傷害，然而這種實驗對其他大量的病人、對社會、乃至下一代有好處，即有利於社會大多數人。第二，行善原則與尊重自主原則的衝突。當醫事人員合乎科學的選擇

與病人的自主決定不一致，一般多以病人有其特殊原因（如經濟原因或情感方面的原因等）引起，如某孕婦若繼續妊娠將對健康很不利，但孕婦出於某種原因抱一線希望要把孩子生下來，這就使醫生基於行善原則勸孕婦終止妊娠的決定與孕婦的自主決定產生矛盾。第三，行善原則與正義原則的衝突。這可見於上述不傷害原則與正義原則的衝突的論述，而且用在這裡更恰當。

三、尊重自主

尊重自主原則是指醫務人員要尊重病人及其做出的理性決定。醫務人員尊重病人的自主性絕不意味著放棄自己的責任，必須處理好病人自主與醫生之間的關係。尊重病人包括幫助、勸導、甚至限制患者進行選擇。醫生要幫助患者選擇診治方案，必須向患者提供正確、易於理解、適量有利於增強病人信心的資訊。當患者充分瞭解和理解了自己病情的資訊後，患者的選擇和醫生的建議往往是一致的。當患者的自主選擇有可能危及其生命時，醫生應積極勸導患者做出最佳選擇。當患者（或家屬）的自主選擇與他人或社會的利益發生衝突時，醫生既要履行對他人、社會的責任，也要使患者的損失降低到最低限度。對於缺乏或喪失選擇能力的患者，如嬰幼兒和兒童患者、嚴重精神病和嚴重智能不足等患者，其自主選擇權由家屬或監護人代理。

四、正義

醫療正義係指社會上的每一個人都具有平等合理享受衛生資源或享有公平分配的權利，享有參與衛生資源的分配和使用的權利。在醫療實踐中，公正不僅指形式上的公正，更強調公正的內容。如在稀有衛生資源配置上，必須以每個人的實際需要、能力和對社會的貢獻為依據。

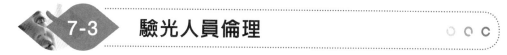

7-3　驗光人員倫理

倫理規範或稱倫理守則(code of ethics)，莊道明(2012)的名詞解釋是，倫理守則是由工會、學術性學會、政府機構或法人團體等專業組織，依據該機構成

立的專業精神或道德準則所訂立一份規範性文件。積極目的在鼓勵會員或員工發揮專業精神，消極目的則是在預防發生不專業行為，影響組織的專業形象。

　　比如目前現有的醫事人員，依據各機構的需求，訂立其專業的倫理規範或守則，讓會員們有所遵循與自律。

⊕ 表7-1　我國各類醫事人員倫理規範參考一覽表

訂定機構名稱	倫理規範名稱	內涵
中華民國醫師公會全國聯合會	醫師倫理規範	醫師與病人 醫師與醫療機構及醫事人員間 醫師相互間 紀律
中華民國護理師護士公會全國聯合會	護理倫理規範	護理人員基本責任 護理人員與個案 護理人員與執業 護理人員與社會 護理人員與共同工作者 護理人員與專業
新北市藥師公會	藥學倫理規範	藥師與消費者及病患 藥師與藥事作業處所 藥師與藥師及其他相關醫療人員之互動 藥師與專業 藥師與紀律
亞東紀念醫院醫療機構	所屬人員倫理守則	適用對象為服務本院之醫事人員，包括：醫師、牙醫師、藥師、護理師、物理治療師、職能治療師、醫事檢驗師、醫事放射師、營養師、各類實習學生、實見習醫師、藥劑生、社工師、物理治療生、職能治療生、醫事檢驗生、醫事放射士與其他取得醫事專門職業證書之人員、書記、掛號服務人員及病歷管理人員

資料來源：根據各機構網站倫理守則（規範）資料整理。

　　莊道明(2012)指出倫理守則依功能可分成三種類型，第一種為激勵型，鼓勵會員追求崇高的道德理想，第二種為教育性質，說明並解釋會員應遵循行為，提供會員服務時參考，第三種則為取締性的倫理守則，詳細陳述會員應遵

守的條文，並訂出懲罰性條款。至於倫理守則的產生方式，他認為有三種方式，第一種根據組織傳統價值來制定，通常需要具有歷史性的組織，第二種由組織中重要或具有影響力的人士訂定，第三種由組織內特定小組研擬初稿，經會員同意後訂定。

二、背景與現況

　　驗光人員倫理為有驗光師證照國家所重視之重要議題，我國驗光人員法已通過，推動驗光人員倫理可提升整個行業的品質，與國際接軌，並可提升驗光人員的敬業心。

　　參考各國倫理規範將驗光倫理區分為幾個面向：

1. 個人：端正言行、服裝儀容、對應能力。

2. 同事：團隊合作、溝通、人際關係。

3. 專業：持續進修、終身學習。

4. 顧主／組織：忠誠度、兼差、公器私用、侵占。

5. 顧客／患者：業務保密、個資、智財權、誠信、諮詢、教育。

6. 社會：衛生安全、視力健康。

表7-2　國外驗光人員倫理規範參考一覽表

機構名稱	內涵
美國驗光協會 American Optometric Association	病人眼與視力健康照護 病人權利 增進專業知識
澳洲驗光 Optometry Australia	病人視力健康照護 知識與技能的增進 同儕合作
世界驗光協會 World Council of Optometry	病人眼與視力健康照護 病人權利 專業知識與技能 促進會員關係 人類眼視力照護

資料來源：根據各國機構（協會）網路資料整理。

三、驗光人員法中驗光人員的義務與權利

1. 驗光人員應向執業所在地直轄市、縣（市）主管機關申請執業登記，領有執業執照，始得執業。

2. 驗光人員執業，應每六年接受一定時數之繼續教育，始得辦理執業執照更新。

3. 驗光人員執業以一處為限，並應在所在地直轄市、縣（市）主管機關核准登記之醫療機構、驗光所、眼鏡公司（商號）或其他經中央主管機關認可之機構為之。

4. 驗光人員停業或歇業時，應自事實發生之日起30日內，報請原發執業執照機關備查。

5. 驗光師或驗光師執業，應加入所在地驗光師公會或驗光師公會。

6. 未滿6歲兒童之驗光，不得為之，6~15歲以下者應於眼科醫師指導下為之。

7. 驗光人員執行業務，發現視力不能矯正至正常者，應轉介至醫療機構診治。

8. 驗光人員執行業務，應製作記錄，簽名或蓋章及加註執行年、月、日，並應依當事人要求，提供驗光結果報告及簽名或蓋章。

9. 驗光人員受衛生、司法或司法警察機關詢問時，不得為虛偽之陳述或報告。

10. 不得利用業務上之機會，獲取不正當利益。

11. 對於因業務而知悉或持有他人祕密，不得無故洩漏。

　　至於驗光人員法中驗光人員的權利如下：

1. 驗光所之設立。

2. 擔任公會理監事。

四、一個形象良好的驗光人員應該如何塑造呢？

1. 乾淨明亮的職業處所

　　驗光室要乾淨整潔，不能雜亂。設備盡量要整齊擺放並保持清潔，驗光人員之相關專業證書與收費標準應擺置於明顯處，牆壁上也可多張貼一些專業的圖片和眼保健的衛教知識。

2. 專業的服務態度

如果驗光人員熱情而且面帶笑容、說話語氣溫和，顧客就會產生親切感，消除緊張，並樂於與之交流。反之，如果驗光人員面無表情、愛理不理，顧客就會很不高興，有的小孩子就會產生恐懼感，拒絕配合。所以，驗光人員要對顧客保持和善與熱情的態度，要把顧客當作朋友，這樣顧客才會配合你的驗光檢查工作。

3. 端莊的儀表

驗光人員的職業是具有高度技術性的行業，差不多可以算是半個醫師的身分。所以，驗光人員工作時應該穿著白袍外套及扣好鈕扣，服裝應定期換洗，領子、袖口要保持清潔且無汙垢。驗光人員的頭髮應保持整潔，髮型符合醫療專業形象，中長髮者須將頭髮挽起或妥善整理。男士的鬍鬚要保持整潔，並修整合宜，長度以不影響配戴高效率口罩密合度為原則。另外指甲長度要小於0.5公分且不超過手指尖端，並保持清潔，不得配戴人工指甲或塗擦顏色鮮豔之指甲油。鞋子樣式須符合工作需求，並應盡量降低走動時產生音量（如高跟鞋）。最後就是執業職照與識別證，應按規定配戴，才能讓顧客產生信任感。

4. 驗光時間要充足

驗光檢查時間要充足、過程要完整，不能因為有的顧客近視度數較輕微就草草了事。特別是一些家長，對小孩的眼睛健康相當重視，如果驗光時間過短，就會質疑你的專業能力。所以，驗光人員的耐心很重要，不管是複雜還是簡單的光度，一定要耐心細緻地逐步檢查，這樣才能讓顧客放心。

5. 多和顧客多交流

在驗光過程中，每一個項目檢查時，最好要耐心地為顧客說明這是在檢查什麼內容，讓顧客清楚瞭解。一方面，顧客瞭解後就會主動配合，另一方面，更會相信驗光人員的專業水準。顧客由於眼睛看不清楚，肯定會有很多問題想瞭解，例如：我的眼睛度數會不會越來越深，有什麼方法能夠控制，屈光手術到底好不好等，驗光人員就應該用專業的知識對顧客提出的種種問題進行詳細的解說，尤其是視力與眼睛的保健衛教也應適時的給予說明。

　　上述這些注意事項若能遵守的話，這對於提升驗光人員在顧客心目中的專業形象很有幫助。驗光人員也應該培養良好的職業道德，時時吸收新知與不斷精進專業技術，才能持續提高驗光技術水準並給顧客最好的服務品質。

情境問題

　　民國106年5月上旬的某天，有一名消費者打電話到消基會投訴說，其母親去某間眼鏡公司驗配老花眼鏡，驗光師在驗光過程中，不斷向其母推薦漸進多焦點鏡片，老人家問了一下該眼鏡的價格，得知該驗光師所推薦的漸進多焦點鏡片價格要上萬元，一向節儉的老人家無法負擔得起，於是驗光完畢後就配了一副普通的單光老花眼鏡。回到家後發現戴新配的老花眼鏡看書沒有問題，但是上網看新聞時，卻無法看清電腦螢幕上的字，但是以前摔壞的那副眼鏡則沒有這種現象。於是老人家再次來到眼鏡公司找到為她驗光的驗光師詢問原由。該名驗光師解釋說，如果要想看清楚電腦螢幕上的字，就必須得多配一副漸進多焦點鏡片才能解決這種情況。老人家猶豫再三，還是因為價格負擔不起而放棄了。這位消費者就此致電消基會並說出了自己的疑惑，為什麼母親1年以前的配的那副老花眼鏡上網看新聞沒有問題，而這次去配鏡因沒有接受那位驗光師極力推薦的價值1萬多元的漸進多焦點鏡片就無法看清螢幕上的字呢？懷疑其中有詐！

問題探討

　　驗光人員是一間眼鏡公司裡不可或缺的核心人員，驗光人員的職業道德可以說關係到一間眼鏡公司的聲譽成敗。作為一名驗光師或驗光生，首先應當喜愛自己的工作，明白自己的工作會給顧客帶來什麼，對待每一個顧客的驗光檢查與隱形眼鏡驗配等工作，要有高度的責任心與榮譽感，寧可讓顧客多試戴一分鐘，也不要根據自己過去的經驗馬上做出判斷。有時可能因為自己的一個小小的失誤，而導致讓一個顧客的眼睛背上承重的負擔。所以，現在的驗光人員，應要對所有顧客採取一視同仁的態度，更要有一份高度的責任心，並對自己的每一次驗光多一份耐心，當然也要有敢於承擔錯誤的勇氣。

例題 7-1

一、是非題

（　）1. 道德偏重個人層面，倫理偏重社會層面。

（　）2. 在法律範圍內的行為，就符合倫理標準。

二、選擇題

（　）1. 在職場倫理中，社會安全責任的範圍是以下列何者為主體？　(A)民權　(B)主權　(C)人權　(D)所有權。

（　）2. 人與人之間各種正常關係的道德規範是什麼？　(A)道德　(B)倫理　(C)品德　(D)教養。

（　）3. 下列哪種屬於職場倫理？　(A)忠誠　(B)敬業　(C)人際關係　(D)以上皆是。

（　）4. 下列何者有直接、剛硬、立即見效的效用？　(A)道德　(B)倫理　(C)法律　(D)教養。

（　）5. 下列有關驗光人員倫理的敘述何者正確？　(A)驗光師人員工作上應達到業績水準，品質得視情形犧牲　(B)驗光師人員執業，不需要協同其他同業分工或合作　(C)驗光師人員應維持其高度專業水準　(D)驗光師人員不負有個案資料保密之責任。

解答

1. 是非題：○　X

2. 選擇題：C　B　D　C　C

CHAPTER

08

考題演練

👓 **學習重點** ─────────────────────

　　讀完本章後，期望能瞭解：

　　1. 清楚命題重點

　　2. 掌握答題時間

◉ **本章大綱** ─────────────────────

8-1　驗光人員法

8-2　驗光人員法施行細則

8-3　繼續教育辦法

8-4　驗光所設置標準

8-5　驗光人員倫理

8-6　勞動基準法、醫療法、
　　　醫事人員人事條例

8-1　驗光人員法　○ ○ ○

（　）1. 有關驗光生公會之章程，下列何者正確？ (A) 應載明會員之入會或出會，應納之會費及繳納期限，代表之產生及其任期　(B) 應造具會員名冊送請所在地衛生主管機關立案，並分送中央及所在地主管機關備查　(C) 應載明會員代表、理事、監事之名額、權限及任期，並接受主管機關核查　(D) 應載明宗旨、組織及任務，名稱、區域及會所所在地地址、電話及交通路線　**（108 專普）**

（　）2. 驗光人員如將其證照租借他人使用者，將遭受下列何種處分？ (A) 沒收其租借所　(B) 受罰鍰處分　(C) 受停業處分　(D) 廢止其驗光人員證書　**（108 專普）**

（　）3. 就矯正視力為基準，下列何者符合低視力者之定義：(1) 矯正後兩眼視力均看不到 0.5　(2) 矯正後優眼視力 0.4，另眼視力小於 0.05　(3) 矯正後優眼視力為 0.3，另眼視力小於 0.1　(4) 矯正後兩眼視力均看不到 0.3。(A) 僅 (1)(2)　(B) 僅 (2)(3)(4)　(C) (1)(2)(3)(4)　(D) 僅 (3)(4)　**（108 專普）**

（　）4. 有關隱形眼鏡販售業者刊播廣告時須符合之規定，下列敘述何者錯誤？ (A) 隱形眼鏡屬於醫療器材，非藥商不得為藥物廣告，且不得藉採訪、報導或以其他不正當方式為宣傳　(B) 應於刊播前將廣告所有文字、圖畫或言詞，申請中央或直轄市衛生主管機關核准，並向傳播業者送驗核准文件　(C) 廣告經中央或直轄市衛生主管機關核准者，其有效期間為六個月，自核發證明文件之日起算　(D) 廣告期滿仍需繼續者，得申請原核准之衛生主管機關核定展延之；每次展延之期間，不得超過一年　**（108 專高）**

（　）5. 下列何者為驗光人員法中所稱低視力者輔助工具？ (1) 視障用白手杖　(2) 手持望遠鏡　(3) 手持放大鏡　(4) 語音手機。(A) (1)(2)(3)(4)　(B) 僅 (1)(2)(3)　(C) 僅 (1)(4)　(D) 僅 (2)(3)　**（109 專普）**

（　）6. 所稱低視力者：(1) 指依身心障礙者鑑定作業辦法身心障礙類別其視覺功能之障礙程度達以上者　(2) 指依身心障礙者鑑定作業辦法鑑定向度其視覺功能之障礙程度達以上者　(3) 指依身心障礙者鑑定作業辦法程度分級其視覺功能之障礙程度達以上者　(4) 指依身心障礙者鑑定作業辦法身心障礙基準其視覺功能之障礙程度達以上者。(A) (1)(2)(3)(4) 均正確　(B) 僅 (1)(2)(3) 正確　(C) 僅 (2)(3)(4) 正確　(D) 僅 (1)(3)(4) 正確　**（109 專高）**

( ) 7. 有關兒童驗光，下列敘述何者正確？(1) 未滿 6 歲兒童之驗光不得為之 (2) 15 歲以下者應於眼科醫師指導下為之 (3) 為未滿 6 歲兒童之驗光，處新台幣 2 萬元以上 10 萬元以下罰鍰 (4) 為 15 歲以下者驗光未於眼科醫師指導下為之者，處新台幣 1 萬元以上 5 萬元以下罰鍰。(A) (1)(2)(3) (B) (2)(3)(4) (C) (1)(3)(4) (D) (1)(2)(4) （**110 專普**）

( ) 8. 有關未滿 6 歲兒童的驗光行為，下列何者正確？(1) 驗光生不得為未滿 6 歲兒童驗光，驗光師於眼科醫師指導下，方可為未滿 6 歲兒童驗光 (2) 驗光人員需有契約合作的醫師證明文件，才能為未滿 6 歲兒童驗光 (3) 驗光人員違法為未滿 6 歲兒童驗光，可處新台幣 2 萬元以上 10 萬元以下罰鍰 (4) 驗光人員違法為未滿 6 歲兒童驗光，其情節重大者，可廢止其執業執照。(A) (3)(4) (B) (1)(3) (C) (1)(4) (D) (2)(3) （**110 專高**）

( ) 9. 下列何種隱形眼鏡配戴屬於驗光師的業務範圍？(A) 近視角膜塑型片 (B) 多焦點日拋隱形眼鏡 (C) 治療角膜用軟式隱形眼鏡 (D)15 歲以下學生首次驗光配戴隱形眼鏡 （**110 專高**）

( ) 10. 隱形眼鏡屬於醫療器材，有關其鏡片及消毒藥水販賣之規定，下列敘述何者正確？ (A) 隱形眼鏡之清潔液、保養液及保存用產品屬於第一等級醫療器材 (B) 隱形眼鏡之販售於辦理申請藥商登記並領得許可執照後，方准營業 (C) 隱形眼鏡鏡片消毒藥水、保存液之販售業者，應聘專任藥師管理監督 (D) 隱形眼鏡販售許可執照不必懸掛，但應於營業處所保管好，以便主管機關隨時備查 （**110 專高**）

( ) 11. 下列何者不屬於驗光人員之業務範圍？ (A) 侵入性之眼球屈光狀態測量在眼科醫師指導下 (B) 依醫師開具之醫囑單所為之驗光 (C) 一般隱形眼鏡配鏡所為之驗光及配鏡 (D) 一般性近視、遠視、散光及老花之驗光 （**110 專高**）

( ) 12. 驗光生公會有違反法令、章程者，人民團體主管機關及目的事業主管機關均得為下列何處分？(1) 警告 (2) 撤銷其決議 (3) 撤免其理事、監事 (4) 限期整理。(A) (1)(4) (B) (2)(4) (C) (1)(2) (D) (3)(4) （**111 專普**）

( ) 13. 驗光生為未滿六歲之兒童驗光，依規定可處？(1) 處新台幣三萬元以上十五萬元以下罰鍰 (2) 處六個月以上二年以下停業處分 (3) 其情節重大者，廢止其執業執照 (4) 其情節重大者，並處一個月以上一年以下停業處分。(A) (1)(2) (B) (1)(3) (C) (2)(3) (D) (3)(4) （**111 專普**）

( ) 14. 驗光人員領驗光生執照五年以上，首次申請執業登記時須附上前一年內受繼續教育課程總積分達多少比例以上的證明文件？ (A) 二分之一　(B) 三分之一　(C) 五分之一　(D) 六分之一　　　　　　　　　　　　　　　（**111 專普**）

( ) 15. 有關驗光人員之相關規定，下列何者正確？ (A) 外國人不得應驗光人員考試　(B) 領有中華民國驗光人員證書之外國人，依法經申請許可後，可在我國執行業務　(C) 驗光人員考試及繼續教育，應由經中央主管機關認可之醫事人員團體辦理　(D) 驗光生特種考試持續每年辦理一次　　　　　　（**111 專普**）

( ) 16. 驗光師公會如有違反法令，例如醫療法，應受人民團體主管機關監督，得為下列處分，何者錯誤？ (A) 警告　(B) 撤免其秘書長　(C) 撤銷其決議　(D) 限期整理　　　　　　　　　　　　　　　　　　　　　（**111 專高**）

( ) 17. 有關驗光師公會設立之規定，下列敘述何者錯誤？ (A) 驗光師公會分直轄市及縣（市）公會，並得設驗光師公會全國聯合會　(B) 直轄市、縣（市）驗光師公會，由該轄區域內驗光師二十七人以上發起組織之　(C) 驗光師公會全國聯合會之設立，應由三分之一以上之直轄市、縣（市）驗光師公會完成組織後，始得發起組織　(D) 驗光師公會由人民團體主管機關主管　　　（**111 專高**）

( ) 18. 依據驗光人員法，下列敘述何者正確？ (1) 驗光師為六歲以下兒童之驗光，應由驗光師與眼科醫師訂定契約合作　(2) 驗光人員為六歲以上十五歲以下者驗光，應由驗光人員參加中央主管機關委託專業法人、團體或機構辦理之特定課程訓練，取得完成訓練證明　(3) 驗光人員對於六歲以上十五歲以下者第一次驗光及配鏡，應於醫師確診為假性近視，始得為之　(4) 驗光人員為六歲以上十五歲以下者驗光，發現有特定狀況時，應出具轉介單，至眼科醫師處檢查　(5) 驗光師之業務範圍包括非侵入性之眼球屈光狀態測量及相關驗光，包含為治療或診斷隱形眼鏡配鏡所為之驗光。 (A) (1)(3)　(B) (1)(4)(5)　(C) (2)(4)　(D) (2)(3)(5)　　　　　　　　　　　　　　　　　　　　　　　（**111 專高**）

( ) 19. 依據驗光人員法，下列敘述何者正確？ (1) 驗光人員執業應以中央主管機關核准登記之醫療機構、驗光所、眼鏡公司（商號）或其他經所在地主管機關認可之機構為之　(2) 驗光所之設立，應以驗光人員為申請人，向所在地主管機關申請核准登記，發給開業執照，始得為之　(3) 申請設立驗光所之驗光師，以在中央主管機關核准登記之醫療機構、驗光所、眼鏡公司（商號）或其他經所在地主管機關認可之機構執行業務二年以上者為限　(4) 驗光所之名稱使

用、變更，應以所在地主管機關核准者為限。非驗光所，不得使用驗光所或類似之名稱　(5) 驗光所之名稱使用與變更、申請條件、程序及設置標準，由所在地主管機關定之。(A) (1)(4)　(B) (1)(4)(5)　(C) (2)(4)　(D) (2)(3)(5)

（**111 專高**）

(　) 20. 有關隱形眼鏡之敘述，下列何者正確？(1) 日戴型雙週拋棄軟式隱形眼鏡屬於第二等級醫療器材　(2) 日戴型每日拋棄式隱形眼鏡之廣告，限登載於學術性醫療刊物　(3) 驗光師不得藉採訪、報導或以其他方式為隱形眼鏡販賣廣告宣傳　(4) 日戴型每日拋棄式裝飾性隱形眼鏡之販賣業者依法得於電視頻道通路販售。(A) (1)(3)　(B) (1)(4)　(C) (1)(2)(4)　(D) (2)(3)　（**111 專高**）

(　) 21. 有關專門職業及技術人員高等暨普通考試驗光人員考試規則，下列敘述何者錯誤？(A) 中華民國國民經公立或立案之私立高級醫事職業以上學校醫用光學技術、驗光或視光系、科畢業，並經實習期滿成績及格，領有畢業證書者，得應驗光生考試　(B) 中華民國國民經公立或立案之私立專科以上學校驗光或視光系、科畢業，並經實習期滿成績及格，領有畢業證書者，得應驗光師考試　(C) 曾被廢止驗光人員證書處分者，不得再應本考試　(D) 本考試及格人員，由考選部報請行政院發給考試及格證書，並函衛生福利部查照

（**111 專高**）

(　) 22. 下列何者符合驗光人員法中所稱低視力者之鑑定標準？(1) 優眼自動視野計中心 30 度程式檢查，平均缺損為 10 dB 者　(2) 矯正後優眼視力為 0.4，另眼視力 0.04 者　(3) 矯正後兩眼視力均看不到 0.3 者　(4) 矯正後優眼視力為 0.3，另眼視力為 0.1 者　(5) 兩眼視野各為 20 度以內者　(6) 依身心障礙者鑑定作業辦法判定視覺功能之障礙程度達 1 以上者。(A) (1)(2)(4)(6)　(B)(1)(3)(5)(6)　(C) (2)(3)(5)(6)　(D) (2)(3)(4)(5)　（**111 專高**）

8-2　驗光人員法施行細則

(　) 1. 驗光人員法與施行細則中，驗光人員之隱形眼鏡之驗光與配鏡業務範圍包含下列何者？(1) 近視和遠視用隱形眼鏡　(2) 散光用隱形眼鏡　(3) 老花用隱形眼鏡　(4) 弱視用隱形眼鏡　(5) 角膜或眼內術後矯正鏡片。(A) 僅 (1)(2)　(B) 僅 (1)(2)(3)　(C) 僅 (1)(2)(3)(4)　(D)(1)(2)(3)(4)(5)　（**111 專普**）

8-3 繼續教育辦法

( ) 1. 申請認可辦理繼續教育課程與積分審查認定及採認之各該類醫事人員團體，應符合：(1) 為全國性之醫事人員學會、各該類醫事人員相關學會或公會　(2) 設立滿一年　(3) 驗光人員團體全國執業人數應達百分之二十以上　(4) 驗光人員團體全國執業人數應達百分之十以上。(A) (2)(4)　(B) (1)(3)　(C) (2)(3)　(D) (1)(4) 　　　　　　　　　　　　　　　　　　　　　　　　　　　　　　（108 專普）

( ) 2. 某生前年考取驗光生證書後出國進修，今年回國首次申請執業登記，應檢具下列何種條件之繼續教育證明文件，主管機關始可發給執業執照？ (A) 得免檢具該類醫事人員繼續教育課程之證明文件　(B) 得以前一年內接受所定繼續教育課程積分達三點以上之證明文件代之　(C) 得以該類醫事人員前一年內接受各款繼續教育課程總積分達六分之一以上之證明文件代之　(D) 達七十二點之繼續教育課程證明文件，專業品質、專業倫理、專業相關法規合計至少七點，其中應包括感染管制及性別議題之課程；超過十四點者，以十四點計　　（108 專普）

( ) 3. 有關醫事人員申請執業登記所需之繼續教育證明文件，下列敘述何者正確？ (A) 醫事人員領得醫事人員證書逾五年首次申請執業登記，得免檢具繼續教育之證明文件　(B) 醫事人員歇業後重新申請執業登記之日期，未逾原執業處所執業執照所載應更新日期，得免檢具繼續教育之證明　(C) 領得醫事人員證書五年內申請執業登記，得以前一年內接受繼續教育課程總積分達六分之一以上　(D) 醫事人員連續歇業期間逾二年，得以申請執業登記前二年內接受繼續教育課程總積分達六分之一以上之證明文件代之　　　　　　　　　　　　（108 專高）

( ) 4. 依醫事人員執業登記及繼續教育辦法，有關驗光生執業其應接受之繼續教育課程積分，下列敘述何者錯誤？ (A) 課程之繼續教育內容包括：專業課程、專業品質、專業倫理、專業相關法規　(B) 課程應包括感染管制及性別議題之課程　(C) 有規定一定年限內至少應完成之積分數　(D) 可以抵充醫事人員受懲戒處分時所應接受之一定時數繼續教育　　　　　　　　　　　　　　　（109 專普）

( ) 5. 醫事人員申請執業登記，下列何者得免檢具繼續教育之證明文件？ (1) 領得醫事人員證書逾五年，首次申請執業登記　(2) 於其執業執照應更新日期屆滿前六個月內辦理執業執照更新　(3) 連續歇業期間逾二年　(4) 歇業後重新申請執業

登記之日期，未逾原執業處所執業執照所載應更新日期　(5) 具有多重醫事人員或兼具有師級及生（士）級之同一類醫事人員資格者，連續歇業期間分別均逾二年　(6) 領得醫事人員證書五年內申請執業登記。(A) (1)(3)(4)　(B) (1)(2)(4)(5)　(C) (2)(3)(5)(6)　(D) (4)(6)　　　　　　　　　　　　　　　　　　（**109 專高**）

(　　) 6. 驗光人員執業每 6 年應完成的繼續教育課程之積分數規定，下列何者正確？(1) 驗光生達 60 小時　(2) 驗光生達 72 小時　(3) 驗光師達 120 小時　(4) 驗光師達 144 小時。(A) (1)(3)　(B) (1)(4)　(C) (2)(3)　(D) (2)(4)　　　　　　（**110 專普**）

(　　) 7. 申請認可辦理驗光人員繼續教育課程與積分審查認定及採認之團體，其會員中驗光人員全國執業人數，應達到下列何種比率或人數才符合規定？(A) 百分之十以上　(B) 百分之二十以上　(C) 三千人以上　(D) 百分之四十以上

（**110 專普**）

(　　) 8. 有關繼續教育之規定，下列敘述何者正確？(1) 驗光師參加醫學會、學會、公會舉辦之專業相關繼續教育課程，每小時積分採計 1 點　(2) 驗光師受懲戒處分應接受一定時數繼續教育者，不得以醫事人員執業登記及繼續教育辦法所定應接受之繼續教育抵充　(3) 醫事人員連續歇業期間逾 2 年，得以申請執業登記前 2 年內接受繼續教育課程總積分達六分之一以上之證明文件代之　(4) 驗光師執業，應接受專業課程、專業品質、專業倫理、專業相關法規課程之繼續教育　(5) 驗光師應邀擔任有公開徵求論文及審查機制之驗光學術研討會特別演講者，每小時積分採計 5 點　(6) 領得醫事人員證書逾 5 年首次申請執業登記，得免檢具繼續教育之證明文件。(A) (1)(2)(4)　(B) (1)(3)(5)　(C) (1)(4)(5)　(D) (2)(4)(6)

（**110 專高**）

(　　) 9. 有關繼續教育課程之敘述，下列何者正確？(1) 包括專業相關法規　(2) 包括專業倫理　(3) 醫事人員受懲戒處分應接受一定時數繼續教育者，得以所定應接受之繼續教育抵充　(4) 醫事人員受懲戒處分應接受一定時數繼續教育者，不得以所定應接受之繼續教育抵充。(A) 僅 (2)(4)　(B) 僅 (1)(3)　(C) (1)(2)(3)　(D) (1)(2)

（**111 專普**）

(　　) 10. 驗光師繼續教育課程有關專業品質、專業倫理及專業相關法規合計少 12 點，其中應包括何種課程？(1) 專業課程　(2) 感染管制課程　(3) 性別議題課程　(4) 兒童驗光課程。(A) (1)(4)　(B) (3)(4)　(C) (2)(3)　(D) (1)(2)　　　（**111 專高**）

8-4 驗光所設置標準

( ) 1. 有關驗光所的規定，下列何者罰的最重？ (A) 非驗光所，使用類似驗光所名稱
(B) 驗光人員設立驗光所，未向主管機關申請開業　(C) 違反驗光所設置標準
(D) 驗光所對執行業務之記錄未妥為保管　　　　　　　　　　（**109 專高**）

( ) 2. 驗光所的事務，由所在地主管機關規定的事項有那些？ (1) 規定驗光室之設施
(2) 發給驗光人員證書　(3) 核定驗光收費標準　(4) 核准變更驗光所登記事項。
(A) (1)(2)　(B) (3)(4)　(C) (1)(4)　(D) (2)(3)　　　　　　（**109 專高**）

( ) 3. 驗光所之設立，下列何者正確？ (1) 驗光師以在法定可驗光機構執行業務二年
以上者為限　(2) 驗光生以在法定可驗光機構執行業務六年以上者為限　(3) 驗
光人員法公布施行前已執行業務者，其實際服務年資得併予採計　(4) 向衛生福
利部申請核准登記。(A) 僅 (1)(3)　(B) (1)(3)(4)　(C) 僅 (2)(4)　(D) (1)(2)(3)
　　　　　　　　　　　　　　　　　　　　　　　　　　　　（**109 專高**）

( ) 4. 驗光人員計畫申請設立驗光所，下列哪些條件必須備齊？ (1) 明顯區隔之獨立
作業場所及出入口　(2) 總樓地板面積，不得小於 20 平方公尺　(3) 等候空間
(4) 手部衛生設備。(A) (1)(3)　(B) (2)(4)　(C) (1)(2)(3)　(D) (1)(2)(3)(4)
　　　　　　　　　　　　　　　　　　　　　　　　　　　　（**110 專普**）

( ) 5. 驗光所不得以不正當方法招攬業務，下列敘述何者錯誤？ (A) 違反者，處罰鍰
並令限期改善，屆期未改善處以停業處分　(B) 受停業處分而未停業者，廢止其
開業執照　(C) 受廢止開業執照處分，仍繼續開業者，得廢止其負責驗光人員之
驗光人員證書　(D) 受廢止驗光人員證書者，必須依法應考，領取證書，重新
申請驗光人員　　　　　　　　　　　　　　　　　　　　　　（**110 專普**）

( ) 6. 有關驗光所之規定，下列敘述何者正確？ (A) 驗光所之設立，應以驗光人員為
申請人，向所在地直轄市、縣（市）主管機關申請核准登記，發給開業執照，
始得為之　(B) 驗光所之名稱使用、變更，應以中央主管機關核准者為限。非驗
光所，不得使用驗光所或類似之名稱　(C) 驗光所收取驗光費用之標準，由中央
主管機關定之。驗光所不得違反收費標準，超額或擅立項目收費　(D) 驗光所
之名稱使用與變更、申請條件、程序及設置標準，由直轄市、縣（市）主管機
關核定之　　　　　　　　　　　　　　　　　　　　　　　　（**110 專高**）

（　　）7. 驗光所執行業務之記錄及醫師開具之照會單或醫囑單，應妥為保管，並至少保存多久？ (A) 1 年　(B) 3 年　(C) 7 年　(D) 永久　　　　　　**（110 專高）**

（　　）8. 驗光所收取驗光費用之標準如何決定？ (A) 由驗光生公會全國聯合會核定　(B) 由直轄市縣市主管機關核定　(C) 由各地驗光生公會核定　(D) 由驗光所決定　　　　　　**（111 專普）**

（　　）9. 有關驗光所執行業務，下列何者正確？ (A) 驗光所接到主管機關之通知，提出作業報告；應回答：因業務而知悉或持有他人秘密，不得無故洩漏　(B) 驗光所執行業務之記錄及醫師開具之照會單或醫囑單，應妥為保管，並至少保存七年　(C) 驗光所對執行業務之記錄、醫師開具之照會單或醫囑單，未妥為保管，處新台幣一萬元以上五萬元以下罰鍰　(D) 驗光所執行業務若有罰鍰，應由驗光所雇主負責　　　　　　**（111 專普）**

8-5　驗光人員倫理　　○ ○ C

（　　）1. 醫學倫理中的自主原則，在臨床上的具體實踐之一就是「知情同意」。對於一位十八歲的患者而言，其同意權的行使，下列何者正確？ (A) 該患者尚未成年，屬於無行為能力者，僅能由法定代理人行使同意權　(B) 該患者屬於限制行為能力者，須由本人或法定代理人行使同意權　(C) 該患者屬於限制行為能力者，須由本人及法定代理人行使同意權　(D) 該患者已經成年，可以完全自主行使同意權　　　　　　**（108 專高）**

（　　）2. 下列何者不是驗光人員須具備之倫理內涵？ (A) 公平原則　(B) 正確原則　(C) 不傷害原則　(D) 自主原則　　　　　　**（109 專普）**

（　　）3. 有關驗光所業務倫理之規定，下列敘述何者正確？ (1) 不得容留未具驗光人員資格者擅自執行驗光人員業務，違反者廢止其開業執照　(2) 非驗光所不得為驗光廣告，違反者廢止其開業執照　(3) 驗光所之驗光人員及其他人員，不得利用業務上之機會，獲取不正當利益，違反者處新台幣二萬元以上十萬元以下罰鍰　(4) 不得以不正當方法招攬業務，違反者處新台幣三萬元以上十五萬元以下罰鍰　(5) 非驗光所不得使用驗光所或類似名稱，違反者處新台幣三萬元以上十五萬元以下罰鍰。 (A) (1)(2)(4)　(B) (1)(3)(5)　(C) (2)(3)(4)　(D) (1)(4)(5)　**（110 專高）**

( ) 4. 一切以病患為重，應關懷病患，以維護病患的健康利益為第一優先考量，這是所有醫事人員的基本倫理理念，此為下列何種原則？ (A) 隱私保護原則　(B) 行善原則　(C) 不傷害原則　(D) 公平原則 **（111 專普）**

( ) 5. 醫學倫理原則包括下列何項？ (1) 行善原則　(2) 不傷害原則　(3) 正義原則　(4) 自主原則。(A) 僅 (1)(2)(3)　(B) 僅 (1)(2)(4)　(C) 僅 (2)(3)(4)　(D) (1)(2)(3)(4) **（111 專高）**

( ) 6. 有關驗光人員業務倫理之規定，下列敘述何者正確？ (1) 對於因業務而知悉或持有他人秘密不得無故洩漏，違反者處新台幣三萬元以上十五萬元以下罰鍰　(2) 未領有驗光人員證書者不得使用驗光人員名稱，違反者處新台幣三萬元以上十五萬元以下罰鍰　(3) 驗光人員不得為未滿六歲之兒童驗光，違反者廢止其驗光人員證書　(4) 不得將證照租借他人使用，違反者廢止其驗光人員證書　(5) 受衛生、司法或司法警察機關詢問時不得為虛偽之陳述或報告，違反者廢止其驗光人員證書。　(A) (1)(2)(4)　(B) (1)(3)(5)　(C) (2)(3)(5)　(D) (3)(4)(5) **（111 專高）**

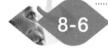

8-6　勞動基準法、醫療法、醫事人員人事條例

( ) 1. 勞工有特別休假規定，在同一事業單位，繼續工作滿 5 年以上 10 年未滿者，每年 15 日，若 10 年以上者，每 1 年加給多少日？加至 30 日為止。(A) 1 日　(B) 3 日　(C) 5 日　(D) 7 日 **（108 專普）**

( ) 2. 依勞動基準法第 9 條之 1 之規定，雇主合法的與勞工簽訂「離職後競業禁止之約」，此離職後競業禁止之期間，最長不得超過多少年？ (A) 1 年　(B) 2 年　(C) 3 年　(D) 5 年 **（108 專普）**

( ) 3. 非有下列情事之一者，雇主不得預告勞工終止勞動契約？ (1) 歇業或轉讓時　(2) 虧損或業務緊縮時　(3) 不可抗力暫停工作在十天以上時　(4) 勞工對於所擔任之工作確不能勝任時。(A) (1)(2)(3)(4) 均正確　(B) 僅 (2)(3)(4) 正確　(C) 僅 (1)(3)(4) 正確　(D) 僅 (1)(2)(4) 正確 **（108 專高）**

( ) 4. 依醫事人員人事條例，領有師級醫事專門職業證書後，實際從事幾年以上相關專業工作，並符合相關之學歷、經歷及專業訓練規定者，可取得各該類別醫事職務師（一）級醫事人員之任用資格？ (A) 十　(B) 十一　(C) 十二　(D) 十三
（108 專高）

( ) 5. 依據勞動基準法第 9 條之 1 規定，雇主與驗光人員約定「離職後競業禁止」，應符合下列要件才可定之，下列敘述何者錯誤？ (A) 雇主有應受保護之正當營業利益　(B) 勞工擔任之職位或職務，能接觸或使用雇主之營業秘密　(C) 離職後競業禁止之期間，最長不得逾二年　(D) 雇主對勞工因不從事競業行為所受損失有合理補償。此項補償包括勞工於工作期間所受領之給付　（108 專高）

( ) 6. 勞工發現事業單位違反勞動法令時得提出申訴的規定，下列敘述何者錯誤？ (A) 前述所指法令限勞動基準法，不包含其他勞工法令　(B) 勞工申訴的對象除主管機關、檢查機構，也包含雇主　(C) 雇主不得因勞工為前述申訴，而損害其依契約或習慣上所應享有之權益　(D) 雇主對申訴員工作出不利之處分，應受罰鍰處罰
（109 專普）

( ) 7. 比較醫療機構、眼鏡行驗光人員的保密規定，下列敘述何者錯誤？ (A) 醫療機構的驗光人員不得洩漏病人病情，眼鏡行的驗光人員不得洩漏他人秘密　(B) 因無故洩漏，醫療機構的驗光人員罰鍰罰得比眼鏡行的驗光人員重　(C) 醫療機構的驗光人員無故洩漏病情除依醫療法罰鍰外，尚須依驗光人員法加處罰鍰　(D) 醫療機構與病人，眼鏡行與消費者之間的糾紛俱屬醫療糾紛　（109 專普）

( ) 8. 有關醫事人員人事條例之任用規定，下列敘述何者錯誤？ (A) 醫事人員初任各級職務，先予試用 3 個月　(B) 試用期滿成績及格者，以醫事人員任用；成績不及格者，停止試用，並予解職　(C) 試用人員不得兼任各級主管職務　(D) 曾在其他機關擔任與其所擬任職務之性質相近程度相當或任低一級職務之經歷 6 個月以上者，免予試用　（109 專普）

( ) 9. 依醫事人員人事條例，下列何者可以為各機關遴用新進醫事人員來源？ (1) 依公務人員陞遷法之外補程序規定，就具有任用資格人員以公開競爭方式甄選之 (2) 考試及格分發任用者　(3) 政府機關培育之醫事公費生經分發履行服務義務者　(4) 依本條例任用之各機關首長、副首長及一級單位主管。(A) 僅 (1)(3)　(B) 僅 (2)(3)(4)　(C) 僅 (1)(2)(4)　(D) (1)(2)(3)(4)
（109 專高）

( ) 10. 下列敘述何者錯誤？(A) 驗光所屬於醫療法中之醫療機構 (B) 驗光師屬於醫療法中之醫事人員 (C) 驗光生屬於醫療法中之醫事人員 (D) 眼科醫師屬於醫療法中之醫事人員 （**109 專高**）

( ) 11. 勞動基準法所指之童工為：(A) 十五歲以上未滿十六歲之受僱從事工作者 (B) 十四歲以上未滿十五歲之受僱從事工作者 (C) 十三歲以上未滿十四歲之受僱從事工作者 (D) 十二歲以上未滿十三歲之受僱從事工作者 （**109 專高**）

( ) 12. 雇主延長勞工工作時間者，其延長工作時間之工資，依下列標準加給：(1) 延長工作時間在二小時以內者，按平日每小時工資額加給三分之一以上 (2) 再延長工作時間在二小時以內者，按平日每小時工資額加給三分之二以上 (3) 因天災、事變或突發事件，雇主有使勞工在正常工作時間以外工作之必要者，得將工作時間延長之，延長工作時間者，按平日每小時工資額加倍發給 (4) 雇主使勞工於休息日工作，工作時間在二小時以內者，其工資按平日每小時工資額另再加給一又三分之一以上。(A) (1)(2)(3)(4) 均正確 (B) 僅 (2)(3)(4) 正確 (C) 僅 (1)(3)(4) 正確 (D) 僅 (1)(2) 正確 （**109 專高**）

( ) 13. 依專門職業及技術人員特種考試驗光人員考試規則之規定，應考人有下列何種情事者，不得應本考試？ (A) 公務人員考試法第 19 條之褫奪公權尚未復權 (B) 專門職業及技術人員考試法第 22 條之偽造或變造應考證件 (C) 曾受驗光人員法所定之廢止驗光人員證書處分 (D) 違反驗光人員法之規定為未滿六歲之兒童驗光 （**109 專高**）

( ) 14. 醫療法規定之病歷應至少保存幾年？(A) 3 年 (B) 5 年 (C) 7 年 (D) 10 年 （**110 專高**）

( ) 15. 醫事人員人事條例第 7 條第 2 項規定，取得師（一）級醫事人員任用資格，應具備之學歷、經歷及專業訓練，下列敘述何者錯誤？ (A) 在教育部認可之國內外大學相關醫事之研究所獲得博士學位後，實際從事相關專業工作 7 年以上 (B) 在教育部認可之國內外大學相關醫事之研究所獲得碩士學位後，實際從事相關專業工作 9 年以上 (C) 在教育部認可之國內外大學相關醫事系組畢業獲得學士學位後，實際從事相關專業工作 11 年以上 (D) 在教育部認可之國內外專科學校相關醫事科畢業後，實際從事相關專業工作 13 年以上 （**110 專高**）

（ 　 ）16. 下列何者在醫療法中視為醫療廣告？ (A) 醫學中心的研究成果之發表　(B) 個案
衛生教育手冊　(C) 醫師所發表的學術性刊物　(D) 以電視採訪招徠醫療業務

（**111 專普**）

> 解答

一、驗光人員法

1.A	2.D	3.B	4.C	5.D	6.A	7.A	8.A	9.B	10.B
11.A	12.C	13.D	14.D	15.B	16.B	17.B	18.C	19.C	20.A
21.D	22.C								

二、驗光人員法施行細則

1.B

三、繼續教育辦法

1.B	2.A	3.B	4.D	5.D	6.C	7.B	8.A	9.D	10.C

四、驗光所設置標準

1.A	2.B	3.A	4.D	5.D	6.A	7.B	8.B	9.C

五、驗光人員倫理

1.C	2.B	3.B	4.B	5.D	6.A

六、勞動基準法、醫療法、醫事人員人事條例

1.A	2.B	3.D	4.C	5.D	6.A	7.D	8.A	9.D	10.A
11.A	12.A	13.C	14.C	15.D	16.D				

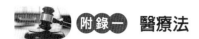

附錄一　醫療法

中華民國75年11月24日總統(75)華總一義字第5913號令制定公布全文91條
中華民國109年1月15日總統華總一義字第10900003861號令修正公布第10、11條條文

第一章　總　則

第1條　為促進醫療事業之健全發展，合理分布醫療資源，提高醫療品質，保障病人權益，增進國民健康，特制定本法。本法未規定者，適用其他法律規定。

第2條　本法所稱醫療機構，係指供醫師執行醫療業務之機構。

第3條　本法所稱公立醫療機構，係指由政府機關、公營事業機構或公立學校所設立之醫療機構。

第4條　本法所稱私立醫療機構，係指由醫師設立之醫療機構。

第5條　本法所稱醫療法人，包括醫療財團法人及醫療社團法人。

　　　　本法所稱醫療財團法人，係指以從事醫療事業辦理醫療機構為目的，由捐助人捐助一定財產，經中央主管機關許可並向法院登記之財團法人。

　　　　本法所稱醫療社團法人，係指以從事醫療事業辦理醫療機構為目的，經中央主管機關許可登記之社團法人。

第6條　本法所稱法人附設醫療機構，係指下列醫療機構：

　　　　一、私立醫學院、校為學生臨床教學需要附設之醫院。

　　　　二、公益法人依有關法律規定辦理醫療業務所設之醫療機構。

　　　　三、其他依法律規定，應對其員工或成員提供醫療衛生服務或緊急醫療救護之事業單位、學校或機構所附設之醫務室。

第7條　本法所稱教學醫院，係指其教學、研究、訓練設施，經依本法評鑑可供醫師或其他醫事人員之訓練及醫學院、校學生臨床見習、實習之醫療機構。

第8條　本法所稱人體試驗，係指醫療機構依醫學理論於人體施行新醫療技術、新藥品、新醫療器材及學名藥生體可用率、生體相等性之試驗研究。

　　　　人體試驗之施行應尊重接受試驗者之自主意願，並保障其健康權益與隱私權。

第9條　本法所稱醫療廣告，係指利用傳播媒體或其他方法，宣傳醫療業務，以達招徠患者醫療為目的之行為。

第10條　本法所稱醫事人員，係指領有中央主管機關核發之醫師、藥師、護理師、物理治療師、職能治療師、醫事檢驗師、醫事放射師、營養師、助產師、臨床心理師、諮商心理師、呼吸治療師、語言治療師、聽力師、牙體技術師、驗光師、藥劑生、護士、助產士、物理治療生、職能治療生、醫事檢驗生、醫事放射士、牙體技術生、驗光生及其他醫事專門職業證書之人員。

本法所稱醫師，係指醫師法所稱之醫師、中醫師及牙醫師。

第11條　本法所稱主管機關：在中央為衛生福利部；在直轄市為直轄市政府；在縣（市）為縣（市）政府。

第二章　醫療機構

第12條　醫療機構設有病房收治病人者為醫院，僅應門診者為診所；非以直接診治病人為目的而辦理醫療業務之機構為其他醫療機構。

前項診所得設置九張以下之觀察病床；婦產科診所，得依醫療業務需要設置十張以下產科病床。

醫療機構之類別與各類醫療機構應設置之服務設施、人員及診療科別設置條件等之設置標準，由中央主管機關定之。

第13條　二家以上診所得於同一場所設置為聯合診所，使用共同設施，分別執行門診業務；其管理辦法，由中央衛生主管機關定之。

第14條　醫院之設立或擴充，應經主管機關許可後，始得依建築法有關規定申請建築執照；其設立分院者，亦同。

前項醫院設立或擴充之許可，其申請人之資格、審查程序及基準、限制條件、撤銷、廢止及其他應遵行事項之辦法，由中央主管機關定之。

第15條　醫療機構之開業，應向所在地直轄市、縣（市）主管機關申請核准登記，經發給開業執照，始得為之；其登記事項如有變更，應於事實發生之日起三十日內辦理變更登記。

前項開業申請，其申請人之資格、申請程序、應檢具文件及其他應遵行之事項，由中央主管機關定之。

第16條　私立醫療機構達中央主管機關公告一定規模以上者，應改以醫療法人型態設立。

第17條　醫療機構名稱之使用、變更，應以所在地直轄市、縣（市）主管機關核准者為限；其名稱使用、變更原則，由中央主管機關定之。

非醫療機構，不得使用醫療機構或類似醫療機構之名稱。

第18條　醫療機構應置負責醫師一人，對其機構醫療業務，負督導責任。私立醫療機構，並以其申請人為負責醫師。

前項負責醫師，以在中央主管機關指定之醫院、診所接受二年以上之醫師訓練並取得證明文件者為限。

第19條　負責醫師因故不能執行業務，應指定合於負責醫師資格之醫師代理。代理期間超過四十五日者，應由被代理醫師報請原發開業執照機關備查。

前項代理期間，不得逾一年。

第20條　醫療機構應將其開業執照、診療時間及其他有關診療事項揭示於明顯處所。

第21條　醫療機構收取醫療費用之標準，由直轄市、縣（市）主管機關核定之。

第22條　醫療機構收取醫療費用，應開給載明收費項目及金額之收據。

醫療機構不得違反收費標準，超額或擅立收費項目收費。

第23條　醫療機構歇業、停業時，應於事實發生後三十日內，報請原發開業執照機關備查。

前項停業之期間，以一年為限；逾一年者，應於屆至日起三十日內辦理歇業。

醫療機構未依前項規定辦理歇業時，主管機關得逕予歇業。

醫療機構遷移者，準用關於設立及開業之規定。

醫療機構復業時，準用關於開業之規定。

第24條　醫療機構應保持環境整潔、秩序安寧，不得妨礙公共衛生及安全。

為保障就醫安全，任何人不得以強暴、脅迫、恐嚇、公然侮辱或其他非法之方法，妨礙醫療業務之執行。

醫療機構應採必要措施，以確保醫事人員執行醫療業務時之安全。

違反第二項規定者，警察機關應協助排除或制止之；如涉及刑事責任者，應移送司法機關偵辦。

中央主管機關應建立通報機制，定期公告醫療機構受有第二項情事之內容及最終結果。

第25條　醫院除其建築構造、設備應具備防火、避難等必要之設施外，並應建立緊急災害應變措施。

前項緊急災害應變措施及檢查辦法，由中央主管機關定之。

第26條　醫療機構應依法令規定或依主管機關之通知，提出報告，並接受主管機關對其人員配置、設備、醫療收費、醫療作業、衛生安全、診療記錄等之檢查及資料蒐集。

第27條　於重大災害發生時，醫療機構應遵從主管機關指揮、派遣，提供醫療服務及協助辦理公共衛生，不得規避、妨礙或拒絕。

醫療機構依前項規定提供服務或協助所生之費用或損失，主管機關應酌予補償。

第28條　中央主管機關應辦理醫院評鑑。直轄市、縣（市）主管機關對轄區內醫療機構業務，應定期實施督導考核。

第29條　公立醫院得邀請當地社會人士組成營運諮詢委員會，就加強地區醫療服務，提供意見。

公立醫院應提撥年度醫療收入扣除費用後餘額之百分之十以上，辦理有關研究發展、人才培訓、健康教育、醫療救濟、社區醫療服務及其他社會服務事項。

第三章　醫療法人

第一節　通　則

第30條　醫療財團法人之設立、組織及管理，依本法之規定；本法未規定者，依民法之規定。

醫療社團法人，非依本法規定，不得設立；其組織、管理、與董事間之權利義務、破產、解散及清算，本法未規定者，準用民法之規定。

第31條　醫療法人得設立醫院、診所及其他醫療機構。其設立之家數及規模，得為必要之限制。

前項設立家數及規模之限制，由中央主管機關定之。

醫療法人經中央主管機關及目的事業主管機關之許可，得附設下列機構：

一、　護理機構、精神復健機構。

二、　關於醫學研究之機構。

三、　老人福利法等社會福利法規規定之相關福利機構。

前項附設機構之設立條件、程序及其他相關事項，仍依各該相關法規之規定辦理。

第32條　醫療法人應有足以達成其設立目的所必要之財產。

前項所稱必要之財產，依其設立之規模與運用條件，由中央主管機關定之。

第33條　醫療法人，應設董事會，置董事長一人，並以董事長為法人之代表人。

醫療法人，對於董事會與監察人之組織與職權、董事、董事長與監察人之遴選資格、選聘與解聘程序、會議召開與決議程序及其他有關事項等，應訂立章則，報請中央主管機關核准。

第34條　醫療法人應建立會計制度，採曆年制及權責發生制，其財務收支具合法憑證，設置必要之會計記錄，符合公認之會計處理準則，並應保存之。

醫療法人應於年度終了五個月內，向中央主管機關申報經董事會通過及監察人承認之年度財務報告。

前項財務報告編製準則，由中央主管機關定之。

醫療社團法人除適用前述規定外；其會計制度，並應依公司法相關規定辦理。

中央主管機關得隨時命令醫療法人提出財務、業務報告或檢查其財務、業務狀況。

醫療法人對於前項之命令或檢查，不得規避、妨礙或拒絕。

第35條　醫療法人不得為公司之無限責任股東或合夥事業之合夥人；如為公司之有限責任股東時，其所有投資總額及對單一公司之投資額或其比例應不得超過一定之限制。

前項投資限制，由中央主管機關定之。

醫療法人因接受被投資公司以盈餘或公積增資配股所得之股份，不計入前項投資總額或投資額。

第36條　醫療法人財產之使用，應受中央主管機關之監督，並應以法人名義登記或儲存；非經中央主管機關核准，不得對其不動產為處分、出租、出借、設定負擔、變更用途或對其設備為設定負擔。

第37條　醫療法人不得為保證人。

醫療法人之資金，不得貸與董事、社員及其他個人或非金融機構；亦不得以其資產為董事、社員或任何他人提供擔保。

第38條　私人及團體對於醫療財團法人之捐贈，得依有關稅法之規定減免稅賦。

醫療財團法人所得稅、土地稅及房屋稅之減免，依有關稅法之規定辦理。

本法修正施行前已設立之私立醫療機構，於本法修正施行後三年內改設為醫療法人，將原供醫療使用之土地無償移轉該醫療法人續作原來之使用者，不課徵土地增值稅。但於再次移轉第三人時，以該土地無償移轉前之原規定地價或前次移轉現值為原地價，計算漲價總數額，課徵土地增值稅。

第39條 醫療法人經中央主管機關許可，得與其他同質性醫療法人合併之。

醫療法人經中央主管機關許可合併後，應於兩週內作成財產目錄及資產負債表，並通知債權人。公司法第七十三條第二項、第七十四條第一項之規定準用之。

因合併而消滅之醫療法人，其權利義務由合併後存續或另立之醫療法人概括承受。

第40條 非醫療法人，不得使用醫療法人或類似之名稱。

第41條 醫療法人辦理不善、違反法令或設立許可條件者，中央主管機關得視其情節予以糾正、限期整頓改善、停止其全部或一部之門診或住院業務、命其停業或廢止其許可。

醫療法人因其自有資產之減少或因其設立之機構歇業、變更或被廢止許可，致未符合中央主管機關依第三十二條第二項所為之規定，中央主管機關得限期令其改善；逾期未改善者，得廢止其許可。

醫療法人有下列情事之一者，中央主管機關得廢止其許可：

一、 經核准停業，逾期限尚未辦理復業。

二、 命停止全部或一部門診或住院業務，而未停止。

三、 命停業而未停業或逾停業期限仍未整頓改善。

四、 受廢止開業執照處分。

第二節 醫療財團法人

第42條 醫療財團法人之設立，應檢具捐助章程、設立計畫書及相關文件，申請中央主管機關許可。

前項醫療財團法人經許可後，捐助人或遺囑執行人應於三十日內依捐助章程遴聘董事，成立董事會，並將董事名冊於董事會成立之日起三十日內，報請中央主管機關核定，並於核定後三十日內向該管地方法院辦理法人登記。

捐助人或遺囑執行人，應於醫療財團法人完成法人登記之日起三個月內，將所捐助之全部財產移歸法人所有，並報請中央主管機關備查。

捐助人或遺囑執行人未於期限內將捐助財產移歸法人所有，經限期令其完成，逾期仍未完成者，中央主管機關得廢止其許可。

第43條　醫療財團法人之董事，以九人至十五人為限。

董事配置規定如下：

一、　具醫事人員資格者，不得低於三分之一，並有醫師至少一人。

二、　由外國人充任者，不得超過三分之一。

三、　董事相互間，有配偶、三親等以內親屬關係者，不得超過三分之一。董事之任期，每屆不得逾四年，連選得連任。但連選連任董事，每屆不得超過三分之二。

本法中華民國一百零二年十一月二十六日修正之條文施行前，醫療財團法人章程所定董事任期逾前項規定者，得續任至當屆任期屆滿日止；其屬出缺補任者，亦同。

董事會開會時，董事均應親自出席，不得委託他人代理。

第44條　醫療財團法人捐助章程之變更，應報經中央主管機關許可。

醫療財團法人董事長、董事、財產或其他登記事項如有變更，應依中央主管機關之規定報請許可。

前二項之變更，應於中央主管機關許可後三十日內，向該管法院辦理變更登記。

第45條　醫療財團法人之董事，任期屆滿未能改選或出缺未能補任，顯然妨礙董事會組織健全之虞者，中央主管機關得依其他董事、利害關係人之申請或依職權，選任董事充任之；其選任辦法，由中央主管機關定之。

醫療財團法人之董事違反法令或章程，有損害該法人或其設立機構之利益或致其不能正常營運之虞者，中央主管機關得依其他董事或利害關係人之聲請或依職權，命令該董事暫停行使職權或解任之。

前項董事之暫停行使職權，期間不得超過六個月。於暫停行使職權之期間內，因人數不足顯然妨礙董事會組織健全之虞者，中央主管機關應選任臨時董事暫代之。選任臨時董事毋需變更登記；其選任，準用第一項選任辦法之規定。

第45-1條　有下列各款情形之一者，不得充任董事或監察人：

一、　曾犯刑法第一百二十一條至第一百二十三條、第一百三十一條或貪汙治罪條例第四條至第六條之一或第十一條之罪，經有罪判決確定或通緝有案尚未結案。但受緩刑宣告或易科罰金執行完畢者，不在此限。

二、　曾犯侵占罪、詐欺罪或背信罪，經有罪判決確定或通緝有案尚未結案。但受緩刑宣告或易科罰金執行完畢者，不在此限。

三、 受監護宣告或輔助宣告，尚未撤銷。

四、 經醫師鑑定罹患精神疾病或身心狀況違常，致不能執行業務。

五、 曾任董事長、董事或監察人，經依前條第二項或第四十五條之二第一項第三款規定解任。

六、 受破產宣告或經裁定開始清算程序尚未復權。

第45-2條　董事長、董事或監察人在任期中有下列情形之一者，當然解任：

一、 具有書面辭職文件，經提董事會議報告，並列入會議記錄。

二、 具有前條所列情形之一。

三、 利用職務或身分上之權力、機會或方法犯罪，經有罪判決確定。

四、 董事長一年內無故不召集董事會議。

董事長、董事或監察人利用職務或身分上之權力、機會或方法犯罪，經檢察官提起公訴者，當然停止其職務。

董事長、董事或監察人為政府機關之代表、其他法人或團體推薦者，其本職異動時，應隨本職進退；推薦繼任人選，並應經董事會選聘，任期至原任期屆滿時為止。

第46條　醫療財團法人應提撥年度醫療收入結餘之百分之十以上，辦理有關研究發展、人才培訓、健康教育；百分之十以上辦理醫療救濟、社區醫療服務及其他社會服務事項；辦理績效卓著者，由中央主管機關獎勵之。

第三節　醫療社團法人

第47條　醫療社團法人之設立，應檢具組織章程、設立計畫書及相關文件，申請中央主管機關許可。

前項醫療社團法人經許可後，應於三十日內依其組織章程成立董事會，並於董事會成立之日起三十日內，報請中央主管機關登記，發給法人登記證書。

第48條　醫療社團法人設立時，應登記之事項如下：

一、 法人設立目的及名稱。

二、 主事務所及分事務所。

三、 董事長、董事、監察人之姓名及住所。

四、 財產種類及數額。

五、 設立機構之所在地及類別與規模。

六、 財產總額及各社員之出資額。

七、 許可之年、月、日。

第49條　法人不得為醫療社團法人之社員。

　　　　醫療社團法人每一社員不問出資多寡，均有一表決權。但得以章程訂定，按出資多寡比例分配表決權。

　　　　醫療社團法人得於章程中明定，社員按其出資額，保有對法人之財產權利，並得將其持分全部或部分轉讓於第三人。

　　　　前項情形，擔任董事、監察人之社員將其持分轉讓於第三人時，應向中央主管機關報備。其轉讓全部持分者，自動解任。

第50條　醫療社團法人之董事，以三人至九人為限；其中三分之二以上應具醫師及其他醫事人員資格。

　　　　外國人充任董事，其人數不得超過總名額三分之一，並不得充任董事長。

　　　　醫療社團法人應設監察人，其名額以董事名額之三分之一為限。

　　　　監察人不得兼任董事或職員。

　　　　董事會開會時，董事應親自出席，不得委託他人代理。

第51條　醫療社團法人組織章程之變更，應報經中央主管機關許可。

　　　　醫療社團法人董事長、董事、財產或其他登記事項如有變更，應依中央主管機關之規定，辦理變更登記。

　　　　醫療社團法人解散時，應辦理解散登記。

第52條　醫療社團法人之董事，任期屆滿未能改選或出缺未能補任，顯然妨礙董事會組織健全之虞者，中央主管機關得依其他董事、利害關係人之申請或依職權，命令限期召開臨時總會補選之。總會逾期不能召開，中央主管機關得選任董事充任之；其選任辦法，由中央主管機關定之。

　　　　醫療社團法人之董事違反法令或章程，有損害該法人或其設立機構之利益或致其不能正常營運之虞者，中央主管機關得依其他董事或利害關係人之聲請或依職權，命令解任之。

　　　　醫療社團法人之董事會決議違反法令或章程，有損害該法人或其設立機構之利益或致其不能正常營運之虞者，中央主管機關得依職權，命令解散董事會，召開社員總會重新改選之。

第53條　醫療社團法人結餘之分配，應提撥百分之十以上，辦理研究發展、人才培訓、健康教育、醫療救濟、社區醫療服務及其他社會服務事項基金；並應提撥百分之二十以上作為營運基金。

第54條　醫療社團法人，有下列情形之一者，解散之：

一、 發生章程所定之解散事由。

二、 設立目的不能達到時。

三、 與其他醫療法人之合併。

四、 破產。

五、 中央主管機關撤銷設立許可或命令解散。

六、 總會之決議。

七、 欠缺社員。

依前項第一款事由解散時，應報請中央主管機關備查；依前項第二款至第七款事由解散時，應經中央主管機關之許可。

第55條　醫療社團法人解散後，除合併或破產外，其賸餘財產之歸屬，依組織章程之規定。

第四章　醫療業務

第56條　醫療機構應依其提供服務之性質，具備適當之醫療場所及安全設施。

醫療機構對於所屬醫事人員執行直接接觸病人體液或血液之醫療處置時，應自中華民國一百零一年起，五年內按比例逐步完成全面提供安全針具。

第57條　醫療機構應督導所屬醫事人員，依各該醫事專門職業法規規定，執行業務。

醫療機構不得聘僱或容留未具醫事人員資格者，執行應由特定醫事人員執行之業務。

第58條　醫療機構不得置臨床助理執行醫療業務。

第59條　醫院於診療時間外，應依其規模及業務需要，指派適當人數之醫師值班，以照顧住院及急診病人。

第60條　醫院、診所遇有危急病人，應先予適當之急救，並即依其人員及設備能力予以救治或採取必要措施，不得無故拖延。

前項危急病人如係低收入、中低收入或路倒病人，其醫療費用非本人或其扶養義務人所能負擔者，應由直轄市、縣（市）政府社會行政主管機關依法補助之。

第61條　醫療機構，不得以中央主管機關公告禁止之不正當方法，招攬病人。

醫療機構及其人員，不得利用業務上機會獲取不正當利益。

第62條　醫院應建立醫療品質管理制度，並檢討評估。

為提升醫療服務品質，中央主管機關得訂定辦法，就特定醫療技術、檢查、檢驗或醫療儀器，規定其適應症、操作人員資格、條件及其他應遵行事項。

第63條　醫療機構實施手術，應向病人或其法定代理人、配偶、親屬或關係人說明手術原因、手術成功率或可能發生之併發症及危險，並經其同意，簽具手術同意書及麻醉同意書，始得為之。但情況緊急者，不在此限。

前項同意書之簽具，病人為未成年人或無法親自簽具者，得由其法定代理人、配偶、親屬或關係人簽具。

第一項手術同意書及麻醉同意書格式，由中央主管機關定之。

第64條　醫療機構實施中央主管機關規定之侵入性檢查或治療，應向病人或其法定代理人、配偶、親屬或關係人說明，並經其同意，簽具同意書後，始得為之。但情況緊急者，不在此限。

前項同意書之簽具，病人為未成年人或無法親自簽具者，得由其法定代理人、配偶、親屬或關係人簽具。

第65條　醫療機構對採取之組織檢體或手術切取之器官，應送請病理檢查，並將結果告知病人或其法定代理人、配偶、親屬或關係人。

醫療機構對於前項之組織檢體或手術切取之器官，應就臨床及病理診斷之結果，作成分析、檢討及評估。

第66條　醫院、診所對於診治之病人交付藥劑時，應於容器或包裝上載明病人姓名、性別、藥名、劑量、數量、用法、作用或適應症、警語或副作用、醫療機構名稱與地點、調劑者姓名及調劑年、月、日。

第67條　醫療機構應建立清晰、詳實、完整之病歷。

前項所稱病歷，應包括下列各款之資料：

一、　醫師依醫師法執行業務所製作之病歷。

二、　各項檢查、檢驗報告資料。

三、　其他各類醫事人員執行業務所製作之記錄。

醫院對於病歷，應製作各項索引及統計分析，以利研究及查考。

第68條　醫療機構應督導其所屬醫事人員於執行業務時，親自記載病歷或製作記錄，並簽名或蓋章及加註執行年、月、日。

前項病歷或記錄如有增刪，應於增刪處簽名或蓋章及註明年、月、日；刪改部分，應以畫線去除，不得塗燬。

醫囑應於病歷載明或以書面為之。但情況急迫時，得先以口頭方式為之，並於二十四小時內完成書面記錄。

第69條　醫療機構以電子文件方式製作及貯存之病歷，得免另以書面方式製作；其資格條件與製作方式、內容及其他應遵行事項之辦法，由中央主管機關定之。

第70條　醫療機構之病歷，應指定適當場所及人員保管，並至少保存七年。但未成年者之病歷，至少應保存至其成年後七年；人體試驗之病歷，應永久保存。

醫療機構因故未能繼續開業，其病歷應交由承接者依規定保存；無承接者時，病人或其代理人得要求醫療機構交付病歷；其餘病歷應繼續保存六個月以上，始得銷燬。

醫療機構具有正當理由無法保存病歷時，由地方主管機關保存。

醫療機構對於逾保存期限得銷燬之病歷，其銷燬方式應確保病歷內容無洩漏之虞。

第71條　醫療機構應依其診治之病人要求，提供病歷複製本，必要時提供中文病歷摘要，不得無故拖延或拒絕；其所需費用，由病人負擔。

第72條　醫療機構及其人員因業務而知悉或持有病人病情或健康資訊，不得無故洩漏。

第73條　醫院、診所因限於人員、設備及專長能力，無法確定病人之病因或提供完整治療時，應建議病人轉診。但危急病人應依第六十條第一項規定，先予適當之急救，始可轉診。

前項轉診，應填具轉診病歷摘要交予病人，不得無故拖延或拒絕。

第74條　醫院、診所診治病人時，得依需要，並經病人或其法定代理人、配偶、親屬或關係人之同意，商洽病人原診治之醫院、診所，提供病歷複製本或病歷摘要及各種檢查報告資料。原診治之醫院、診所不得拒絕；其所需費用，由病人負擔。

第75條　醫院得應出院病人之要求，為其安排適當之醫療場所及人員，繼續追蹤照顧。

醫院對尚未治癒而要求出院之病人，得要求病人或其法定代理人、配偶、親屬或關係人，簽具自動出院書。

病人經診治並依醫囑通知可出院時，應即辦理出院或轉院。

第76條　醫院、診所如無法令規定之理由，對其診治之病人，不得拒絕開給出生證明書、診斷書、死亡證明書或死產證明書。開給各項診斷書時，應力求慎重，尤其是有關死亡之原因。

前項診斷書如係病人為申請保險理賠之用者，應以中文記載，所記病名如與保險契約病名不一致，另以加註方式為之。

醫院、診所對於非病死或可疑為非病死者，應報請檢察機關依法相驗。

第77條　醫療機構應接受政府委託，協助辦理公共衛生、繼續教育、在職訓練、災害救助、急難救助、社會福利及民防等有關醫療服務事宜。

第78條　為提高國內醫療技術水準或預防疾病上之需要，教學醫院經擬定計畫，報請中央主管機關核准，或經中央主管機關委託者，得施行人體試驗。但學名藥生體可用率、生體相等性之人體試驗研究得免經中央主管機關之核准。

非教學醫院不得施行人體試驗。但醫療機構有特殊專長，經中央主管機關同意者，得準用前項規定。

醫療機構施行人體試驗應先將人體試驗計畫，提經醫療科技人員、法律專家及社會公正人士或民間團體代表，且任一性別不得低於三分之一之人員會同審查通過。審查人員並應遵守利益迴避原則。

人體試驗計畫內容變更時，應依前三項規定經審查及核准或同意後，始得施行。

第79條　醫療機構施行人體試驗時，應善盡醫療上必要之注意，並應先取得接受試驗者之書面同意；接受試驗者以有意思能力之成年人為限。但顯有益於特定人口群或特殊疾病罹患者健康權益之試驗，不在此限。

前項但書之接受試驗者為限制行為能力人，應得其本人與法定代理人同意；接受試驗者為無行為能力人，應得其法定代理人同意。

第一項書面，醫療機構應至少載明下列事項，並於接受試驗者或法定代理人同意前，以其可理解方式先行告知：

一、　試驗目的及方法。

二、　可預期風險及副作用。

三、　預期試驗效果。

四、　其他可能之治療方式及說明。

五、　接受試驗者得隨時撤回同意之權利。

六、　試驗有關之損害補償或保險機制。

七、　受試者個人資料之保密。

八、　受試者生物檢體、個人資料或其衍生物之保存與再利用。

前項告知及書面同意，醫療機構應給予充分時間考慮，並不得以脅迫或其他不正當方式為之。

醫師依前四項規定施行人體試驗，因試驗本身不可預見之因素，致病人死亡或傷害者，不符刑法第十三條或第十四條之故意或過失規定。

第79-1條　除本法另有規定者外，前二條有關人體試驗之申請程序、審查作業基準及利益迴避原則、資訊揭露、監督管理、查核、其他告知內容等事項，由中央主管機關定之。

第79-2條　醫療機構對不同意參與人體試驗者或撤回同意之接受試驗者，應施行常規治療，不得減損其正當醫療權益。

第80條　醫療機構施行人體試驗期間，應依中央主管機關之通知提出試驗情形報告；中央主管機關認有安全之虞者，醫療機構應即停止試驗。

醫療機構於人體試驗施行完成時，應作成試驗報告，報請中央主管機關備查。

第81條　醫療機構診治病人時，應向病人或其法定代理人、配偶、親屬或關係人告知其病情、治療方針、處置、用藥、預後情形及可能之不良反應。

第82條　醫療業務之施行，應善盡醫療上必要之注意。

醫事人員因執行醫療業務致生損害於病人，以故意或違反醫療上必要之注意義務且逾越合理臨床專業裁量所致者為限，負損害賠償責任。

醫事人員執行醫療業務因過失致病人死傷，以違反醫療上必要之注意義務且逾越合理臨床專業裁量所致者為限，負刑事責任。

前二項注意義務之違反及臨床專業裁量之範圍，應以該醫療領域當時當地之醫療常規、醫療水準、醫療設施、工作條件及緊急迫切等客觀情況為斷。

醫療機構因執行醫療業務致生損害於病人，以故意或過失為限，負損害賠償責任。

第83條　司法院應指定法院設立醫事專業法庭，由具有醫事相關專業知識或審判經驗之法官，辦理醫事糾紛訴訟案件。

第五章　醫療廣告

第84條　非醫療機構，不得為醫療廣告。

第85條　醫療廣告，其內容以下列事項為限：

一、　醫療機構之名稱、開業執照字號、地址、電話及交通路線。

二、　醫師之姓名、性別、學歷、經歷及其醫師、專科醫師證書字號。

三、　全民健康保險及其他非商業性保險之特約醫院、診所字樣。

四、　診療科別及診療時間。

五、　開業、歇業、停業、復業、遷移及其年、月、日。

六、　其他經中央主管機關公告容許登載或播放事項。

利用廣播、電視之醫療廣告，在前項內容範圍內，得以口語化方式為之。

但應先經所在地直轄市或縣（市）主管機關核准。

醫療機構以網際網路提供之資訊，除有第一百零三條第二項各款所定情形外，不受第一項所定內容範圍之限制，其管理辦法由中央主管機關定之。

第86條　醫療廣告不得以下列方式為之：

一、假借他人名義為宣傳。

二、利用出售或贈與醫療刊物為宣傳。

三、以公開祖傳秘方或公開答問為宣傳。

四、摘錄醫學刊物內容為宣傳。

五、藉採訪或報導為宣傳。

六、與違反前條規定內容之廣告聯合或並排為宣傳。

七、以其他不正當方式為宣傳。

第87條　廣告內容暗示或影射醫療業務者，視為醫療廣告。

醫學新知或研究報告之發表、病人衛生教育、學術性刊物，未涉及招徠醫療業務者，不視為醫療廣告。

第六章　醫事人力及設施分布

第88條　中央主管機關為促進醫療資源均衡發展，統籌規劃現有公私立醫療機構及人力合理分布，得劃分醫療區域，建立分級醫療制度，訂定醫療網計畫。

主管機關得依前項醫療網計畫，對醫療資源缺乏區域，獎勵民間設立醫療機構、護理之家機構；必要時，得由政府設立。

第89條　醫療區域之劃分，應考慮區域內醫療資源及人口分布，得超越行政區域之界限。

第90條　中央主管機關訂定醫療網計畫時，直轄市、縣（市）主管機關應依該計畫，就轄區內醫療機構之設立或擴充，予以審查。但一定規模以上大型醫院之設立或擴充，應報由中央主管機關核准。

對於醫療設施過賸區域，主管機關得限制醫療機構或護理機構之設立或擴充。

第91條　中央主管機關為促進醫療事業發展、提升醫療品質與效率及均衡醫療資源，應採取獎勵措施。

前項獎勵措施之項目、方式及其他配合措施之辦法，由中央主管機關定之。

第92條　中央主管機關得設置醫療發展基金，供前條所定獎勵之用；其基金之收支、保管及運用辦法，由行政院定之。

第93條　醫療機構購置及使用具有危險性醫療儀器，中央主管機關於必要時得予審查及評估。

以公益為目的之社團法人或財團法人，於章程所定目的範圍內，為推動醫療技術升級發展研究計畫，而其投資金額逾一定門檻者，得經中央主管機關許可，依第三十條及第三十一條之規定設立醫療法人醫療機構，購置及使用具有危險性醫療儀器。

第一項所稱之具有危險性醫療儀器之項目及其審查及評估辦法，由中央主管機關定之。

第七章　教學醫院

第94條　為提高醫療水準，醫院得申請評鑑為教學醫院。

第95條　教學醫院之評鑑，由中央主管機關會商中央教育主管機關定期辦理。

中央主管機關應將教學醫院評鑑結果，以書面通知申請評鑑醫院，並將評鑑合格之教學醫院名單及其資格有效期間等有關事項公告之。

第96條　教學醫院應擬具訓練計畫，辦理醫師及其他醫事人員訓練及繼續教育，並接受醫學院、校學生臨床見習、實習。

前項辦理醫師與其他醫事人員訓練及接受醫學院、校學生臨床見習、實習之人數，應依核定訓練容量為之。

第97條　教學醫院應按年編列研究發展及人才培訓經費，其所占之比率，不得少於年度醫療收入總額百分之三。

第八章　醫事審議委員會

第98條　中央主管機關應設置醫事審議委員會，依其任務分別設置各種小組，其任務如下：

一、　醫療制度之改進。

二、　醫療技術之審議。

三、　人體試驗之審議。

四、　司法或檢察機關之委託鑑定。

五、　專科醫師制度之改進。

六、　醫德之促進。

七、　一定規模以上大型醫院設立或擴充之審議。

八、　其他有關醫事之審議。

前項醫事審議委員會之組織、會議等相關規定，由中央主管機關定之。

第99條　直轄市、縣（市）主管機關應設置醫事審議委員會，任務如下：

一、　醫療機構設立或擴充之審議。

二、　醫療收費標準之審議。

三、　醫療爭議之調處。

四、　醫德之促進。

五、　其他有關醫事之審議。

前項醫事審議委員會之組織、會議等相關規定，由直轄市、縣（市）主管機關定之。

第100條　前二條之醫事審議委員會委員，應就不具民意代表、醫療法人代表身分之醫事、法學專家、學者及社會人士遴聘之，其中法學專家及社會人士之比例，不得少於三分之一。

第九章　罰　則

第101條　違反第十七條第一項、第十九條第一項、第二十條、第二十二條第一項、第二十三條第一項、第二十四條第一項、第五十六條第二項規定者，經予警告處分，並限期改善；屆期未改善者，處新臺幣一萬元以上五萬元以下罰鍰，按次連續處罰。

第102條　有下列情形之一者，處新臺幣一萬元以上五萬元以下罰鍰，並令限期改善；屆期未改善者，按次連續處罰：

一、　違反第二十五條第一項、第二十六條、第二十七條第一項、第五十九條、第六十條第一項、第六十五條、第六十六條、第六十七條第一項、第三項、第六十八條、第七十條、第七十一條、第七十三條、第七十四條、第七十六條或第八十條第二項規定。

二、　違反中央主管機關依第十二條第三項規定所定之設置標準。

三、　違反中央主管機關依第十三條規定所定之管理辦法。

四、　違反中央主管機關依第六十九條規定所定之辦法。

有下列情形之一，經依前項規定處罰並令限期改善；屆期未改善者，得處一個月以上一年以下停業處分：

一、　違反第二十五條第一項或第六十六條規定者。

二、　違反中央主管機關依第十二條第三項規定所定之設置標準者。

三、　違反中央主管機關依第十三條規定所定之管理辦法者。

四、　違反中央主管機關依第六十九條規定所定之辦法者。

第103條　有下列情形之一者，處新臺幣五萬元以上二十五萬元以下罰鍰：

一、　違反第十五條第一項、第十七條第二項、第二十二條第二項、第二十三條第四項、第五項、第五十七條第一項、第六十一條、第六十三條第一項、第六十四條、第七十二條、第八十五條、第八十六條規定或擅自變更核准之廣告內容。

二、　違反中央主管機關依第六十二條第二項、第九十三條第二項規定所定之辦法。

三、　醫療機構聘僱或容留未具醫師以外之醫事人員資格者，執行應由特定醫事人員執行之業務。

醫療廣告違反第八十五條、第八十六條規定或擅自變更核准內容者，除依前項規定處罰外，其有下列情形之一者，得處一個月以上一年以下停業處分或廢止其開業執照，並由中央主管機關吊銷其負責醫師之醫師證書一年：

一、　內容虛偽、誇張、歪曲事實或有傷風化。

二、　以非法墮胎為宣傳。

三、　一年內已受處罰三次。

第104條　違反第八十四條規定為醫療廣告者，處新臺幣五萬元以上二十五萬元以下罰鍰。

第105條　違反第七十八條第一項或第二項規定，未經中央主管機關核准、委託或同意，施行人體試驗者，由中央主管機關處新臺幣二十萬元以上一百萬元以下罰鍰，並令其中止或終止人體試驗；情節重大者，並得處一個月以上一年以下停業處分或廢止其開業執照。

違反第七十八條第三項或中央主管機關依第七十九條之一授權所定辦法有關審查作業基準者，由中央主管機關處新臺幣十萬元以上五十萬元以下罰鍰，並得令其中止該項人體試驗或第七十八條第三項所定之審查。

違反第七十九條、第七十九條之二、第八十條第一項或中央主管機關依第七十九條之一授權所定辦法有關監督管理或查核事項之規定者，由中央主管機關處新臺幣十萬元以上五十萬元以下罰鍰，有安全或損害受試者權益之虞時，另得令其終止人體試驗；情節重大者，並得就其全部或一部之相關業務或違反規定之科別、服務項目，處一個月以上一年以下停業處分。

違反第七十八條第四項規定者，由中央主管機關處新臺幣五萬元以上二十五萬元以下罰鍰，並令其中止該人體試驗；情節重大者，並得令其終止該人體試驗。

第106條　違反第二十四條第二項規定者，處新臺幣三萬元以上五萬元以下罰鍰。如觸犯刑事責任者，應移送司法機關辦理。

毀損醫療機構或其他相類場所內關於保護生命之設備，致生危險於他人之生命、身體或健康者，處三年以下有期徒刑、拘役或新臺幣三十萬元以下罰金。

對於醫事人員或緊急醫療救護人員以強暴、脅迫、恐嚇或其他非法之方法，妨害其執行醫療或救護業務者，處三年以下有期徒刑，得併科新台幣三十萬元以下罰金。

犯前項之罪，因而致醫事人員或緊急醫療救護人員於死者，處無期徒刑或七年以上有期徒刑；致重傷者，處三年以上十年以下有期徒刑。

第107條　違反第六十一條第二項、第六十二條第二項、第六十三條第一項、第六十四條第一項、第六十八條、第七十二條、第七十八條、第七十九條或第九十三條第二項規定者，除依第一百零二條、第一百零三條或第一百零五條規定處罰外，對其行為人亦處以各該條之罰鍰；其觸犯刑事法律者，並移送司法機關辦理。

前項行為人如為醫事人員，並依各該醫事專門職業法規規定懲處之。

第108條　醫療機構有下列情事之一者，處新臺幣五萬元以上五十萬元以下罰鍰，並得按其情節就違反規定之診療科別、服務項目或其全部或一部之門診、住院業務，處一個月以上一年以下停業處分或廢止其開業執照：

一、 屬醫療業務管理之明顯疏失，致造成病患傷亡者。

二、 明知與事實不符而記載病歷或出具診斷書、出生證明書、死亡證明書或死產證明書。

三、 執行中央主管機關規定不得執行之醫療行為。

四、 使用中央主管機關規定禁止使用之藥物。

五、 容留違反醫師法第二十八條規定之人員執行醫療業務。

六、 從事有傷風化或危害人體健康等不正當業務。

七、 超收醫療費用或擅立收費項目收費經查屬實，而未依限將超收部分退還病人。

第109條　醫療機構受停業處分而不停業者，廢止其開業執照。

第110條　醫療機構受廢止開業執照處分者，其負責醫師於一年內不得在原址或其他處所申請設立醫療機構。

第111條　醫療機構受廢止開業執照處分，仍繼續開業者，中央主管機關得吊銷其負責醫師之醫師證書二年。

第112條　醫療法人違反第三十四條第五項、第三十七條第一項規定為保證人者，中央主管機關得處新臺幣十萬元以上五十萬元以下罰鍰，並得限期命其改善；逾期未改善者，得連續處罰之。其所為之保證，並由行為人自負保證責任。

　　　　醫療法人違反第三十七條第二項規定，除由中央主管機關得處董事長新臺幣十萬元以上五十萬元以下罰鍰外，醫療法人如有因而受損害時，行為人並應負賠償責任。

第113條　醫療法人違反第三十四條第二項、第三十五條第一項或第四十條之規定者，中央主管機關得處新臺幣一萬元以上十萬元以下罰鍰，並限期命其補正。逾期未補正者，並得連續處罰之。

　　　　醫療法人有應登記之事項而未登記者，中央主管機關得對應申請登記之義務人處新臺幣一萬元以上十萬元以下罰鍰，並限期命其補正。逾期未補正者，並得連續處罰之。

　　　　前項情形，應申請登記之義務人為數人時，應全體負連帶責任。

第114條　董事、監察人違反第四十九條第四項規定未報備者，中央主管機關得處該董事或監察人新臺幣五萬元以上二十萬元以下罰鍰。

　　　　醫療法人經許可設立後，未依其設立計畫書設立醫療機構，中央主管機關得限期命其改善；逾期未改善者，得廢止其許可。其設立計畫變更者，亦同。

第115條　本法所定之罰鍰，於私立醫療機構，處罰其負責醫師。

　　　　本法所定之罰鍰，於醫療法人設立之醫療機構，處罰醫療法人。

　　　　第一項前段規定，於依第一百零七條規定處罰之行為人為負責醫師者，不另為處罰。

第116條　本法所定之罰鍰、停業及廢止開業執照，除本法另有規定外，由直轄市、縣（市）主管機關處罰之。

第117條　依本法所處之罰鍰，經限期繳納，屆期未繳納者，依法移送強制執行。

第十章　附　　則

第118條　軍事機關所屬醫療機構及其附設民眾診療機構之設置及管理，依本法之規定。但所屬醫療機構涉及國防安全事務考量之部分，其管理依國防部之規定。

第119條　本法修正施行前已設立之醫療機構與本法規定不符者，應於本法修正施行之日起一年內辦理補正；屆期不補正者，由原許可機關廢止其許可。但有特殊情況不能於一年內完成補正，經申請中央主管機關核准者，得展延之。

第120條　本法修正施行前領有中央主管機關核發之國術損傷接骨技術員登記證者繼續有效，其管理辦法由中央主管機關定之。

第121條　中央主管機關辦理醫院評鑑，得收取評鑑費；直轄市、縣（市）主管機關依本法核發執照時，得收取執照費。

前項評鑑費及執照費之費額，由中央主管機關定之。

第122條　本法施行細則，由中央主管機關定之。

第123條　本法自公布日施行。

附錄二 驗光人員法

中華民國105年1月6日總統華總一義字第10400154071號令制定公布全文59條；並自公布日施行
中華民國109年1月15日總統華總一義字第10900003821號令修正公布第55條條文

第一章 總 則

第1條　中華民國國民經驗光師考試及格，並依本法領有驗光師證書者，得充驗光師。

中華民國國民經驗光生考試及格，並依本法領有驗光生證書者，得充驗光生。

本法所稱之驗光人員，指前二項之驗光師及驗光生。

第2條　公立或立案之私立專科以上學校或符合教育部採認規定之國外專科以上學校驗光或視光系、科畢業，並經實習期滿成績及格，領有畢業證書者，得應驗光師考試。

公立或立案之私立高級醫事職業以上學校或符合教育部採認規定之國外高級醫事職業以上學校醫用光學技術、驗光、或視光系、科畢業，並經實習期滿成績及格，領有畢業證書者，得應驗光生考試。

第3條　本法所稱主管機關：在中央為衛生福利部；在直轄市為直轄市政府；在縣（市）為縣（市）政府。

第4條　請領驗光人員證書，應檢具申請書及資格證明文件，送請中央主管機關核發之。

第5條　非領有驗光人員證書者，不得使用驗光人員名稱。

第6條　曾受本法所定廢止驗光人員證書處分者，不得充驗光人員。

第二章 執 業

第7條　驗光人員應向執業所在地直轄市、縣（市）主管機關申請執業登記，領有執業執照，始得執業。

驗光人員執業，應每六年接受一定時數之繼續教育，始得辦理執業執照更新。

第一項申請執業登記之資格、條件、應檢附文件、執業執照發給、換發、補發與前項執業執照更新、繼續教育之課程內容、積分、實施方式、完成繼續教育之認定及其他應遵行事項之辦法，由中央主管機關定之。

第8條　有下列情形之一者，不得發給執業執照；已領照者，撤銷或廢止之：

一、　經撤銷或廢止驗光人員證書。

二、　經廢止驗光人員執業執照未滿一年。

三、　有客觀事實認不能執行業務，經直轄市、縣（市）主管機關邀請相關專科醫師、驗光人員及學者專家組成小組認定。

前項第三款原因消失後，仍得依本法規定申請執業執照。

第9條　驗光人員執業以一處為限，並應在所在地直轄市、縣（市）主管機關核准登記之醫療機構、驗光所、眼鏡公司（商號）或其他經中央主管機關認可之機構為之。但機構間之支援或經事先報准者，不在此限。

第10條　驗光人員停業或歇業時，應自事實發生之日起三十日內，報請原發執業執照機關備查。

前項停業之期間，以一年為限；逾一年者，應辦理歇業。

驗光人員變更執業處所或復業者，準用第七條關於執業之規定。

驗光人員死亡者，由原發執業執照機關註銷其執業執照。

第11條　驗光師或驗光生執業，應加入所在地驗光師公會或驗光生公會。

驗光師公會或驗光生公會不得拒絕具有入會資格者入會。

第12條　驗光師之業務範圍如下：

一、　非侵入性之眼球屈光狀態測量及相關驗光，包含為一般隱形眼鏡配鏡所為之驗光；十五歲以下者應於眼科醫師指導下為之。但未滿六歲兒童之驗光，不得為之。

二、　一般隱形眼鏡之配鏡。

三、　低視力者輔助器具之教導使用。

四、　其他依醫師開具之照會單或醫囑單所為之驗光。

驗光生之業務範圍如下：

一、　一般性近視、遠視、散光及老花之驗光，包含為一般隱形眼鏡配鏡所為之驗光；十五歲以下者應於眼科醫師指導下為之。但未滿六歲兒童之驗光，不得為之。

二、　一般隱形眼鏡之配鏡。

三、　其他依醫師開具之照會單或醫囑單所為之驗光。

驗光人員執行業務，發現視力不能矯正至正常者，應轉介至醫療機構診治。

第13條　驗光人員執行業務，應製作記錄，簽名或蓋章及加註執行年、月、日，並應依當事人要求，提供驗光結果報告及簽名或蓋章。

第14條　驗光人員受衛生、司法或司法警察機關詢問時，不得為虛偽之陳述或報告。

第三章　開　業

第15條　驗光所之設立，應以驗光人員為申請人，向所在地直轄市、縣（市）主管機關申請核准登記，發給開業執照，始得為之。

前項申請設立驗光所之驗光師，以在第九條所定之機構執行業務二年以上者為限；申請設立驗光所之驗光生，以在第九條所定之機構執行業務五年以上者為限。

前項執行業務年資之採計，以領有驗光人員證書並依法向直轄市、縣（市）主管機關辦理執業登記者為限。但於本法公布施行前已執行業務者，其實際服務年資得併予採計。

驗光所之名稱使用、變更，應以所在地直轄市、縣（市）主管機關核准者為限。

非驗光所，不得使用驗光所或類似之名稱。

驗光所之名稱使用與變更、申請條件、程序及設置標準，由中央主管機關定之。

經中央主管機關依第九條規定認可之機構，設有驗光業務之單位或部門者，準用前項之規定。

第16條　驗光所應以其申請人為負責驗光人員，對該機構業務負督導責任。

第17條　驗光所之負責驗光人員因故不能執行業務時，應指定合於第十五條第二項規定資格者代理之。代理期間超過四十五日者，應由被代理者報請原發開業執照機關備查。

前項代理期間，最長不得逾一年。

第18條　驗光所停業或歇業時，應自事實發生之日起三十日內，報請原發開業執照機關備查。

前項停業期間，以一年為限；逾一年者，應辦理歇業。

驗光所登記事項如有變更，應於事實發生之日起三十日內，報請原發開業執照機關核准變更登記。

驗光所遷移或復業者，準用關於設立之規定。

第19條　驗光所應將其開業執照及收費標準，揭示於明顯處。

第20條　驗光所執行業務之記錄及醫師開具之照會單或醫囑單，應妥為保管，並至少保存三年。

第21條　驗光所收取驗光費用之標準，由直轄市、縣（市）主管機關核定之。

驗光所收取費用，應開給載明收費項目及金額之收據。

驗光所不得違反收費標準，超額或擅立項目收費。

第22條　驗光所之廣告，其內容以下列事項為限：

一、　驗光所之名稱、開業執照字號、地址、電話及交通路線。

二、　驗光人員之姓名及證書字號。

三、　其他經中央主管機關公告容許登載或宣播事項。

非驗光所，不得為驗光廣告。

第23條　驗光所不得以不正當方法，招攬業務。

驗光所之驗光人員及其他人員，不得利用業務上之機會，獲取不正當利益。

第24條　驗光人員及其執業機構之人員，對於因業務而知悉或持有他人祕密，不得無故洩漏。

第25條　驗光所應依法令規定或依主管機關之通知，提出報告；並接受主管機關對其人員、設備、衛生、安全、收費情形、作業等之檢查及資料蒐集。

第四章　公　會

第26條　驗光師公會由人民團體主管機關主管。但其目的事業，應受主管機關之指導、監督。

第27條　驗光師公會分直轄市及縣（市）公會，並得設驗光師公會全國聯合會。

第28條　驗光師公會之區域，依現有之行政區域；在同一區域內，同級之公會以一個為限。

第29條　直轄市、縣（市）驗光師公會，由該轄區域內驗光師二十一人以上發起組織之；其未滿二十一人者，得加入鄰近區域之公會或共同組織之。

第30條　驗光師公會全國聯合會之設立，應由三分之一以上之直轄市、縣（市）驗光師公會完成組織後，始得發起組織。

第31條　驗光師公會置理事、監事，均於召開會員（會員代表）大會時，由會員（會員代表）選舉之，並分別成立理事會、監事會，其名額如下：

一、　縣（市）驗光師公會之理事不得超過二十一人。

二、 直轄市驗光師公會之理事不得超過二十七人。

三、 驗光師公會全國聯合會之理事不得超過三十五人。

四、 各級驗光師公會之理事名額不得超過全體會員（會員代表）人數二分之一。

五、 各級驗光師公會之監事名額不得超過各該公會理事名額三分之一。

各級驗光師公會得置候補理事、候補監事，其名額不得超過各該公會理事、監事名額三分之一。

理事、監事名額在三人以上時，得分別互選常務理事及常務監事；其名額不得超過理事或監事總額三分之一，並應由理事就常務理事中選舉一人為理事長；其不置常務理事者，就理事中互選之。常務監事在三人以上時，應互選一人為監事會召集人。

第32條　理事、監事任期均為三年，其連選連任者不得超過二分之一；理事長之連任，以一次為限。

第33條　驗光師公會全國聯合會理事、監事之當選，不以直轄市、縣（市）驗光師公會選派參加之會員代表為限。

直轄市、縣（市）驗光師公會選派參加驗光師公會全國聯合會之會員代表，不以其理事、監事為限。

第34條　驗光師公會每年召開會員（會員代表）大會一次，必要時得召集臨時大會。

驗光師公會會員人數超過三百人以上時，得依章程之規定就會員分布狀況劃定區域，按其會員人數比率選出代表，召開會員代表大會，行使會員大會之職權。

第35條　驗光師公會應訂立章程，造具會員名冊及選任職員簡歷名冊，送請所在地人民團體主管機關立案，並分送中央及所在地主管機關備查。

第36條　各級驗光師公會之章程應載明下列事項：

一、 名稱、區域及會所所在地。

二、 宗旨、組織及任務。

三、 會員之入會或出會。

四、 會員應納之會費及繳納期限。

五、 會員代表之產生及其任期。

六、 理事、監事名額、權限、任期及其選任、解任。

七、 會員（會員代表）大會及理事會、監事會會議之規定。

八、 會員應遵守之專業倫理規範與公約。

九、 經費及會計。

十、 章程之修改。

十一、其他依法令規定應載明或處理會務之必要事項。

第37條　直轄市、縣（市）驗光師公會對驗光師公會全國聯合會之章程及決議，有遵守義務。

第38條　驗光師公會有違反法令、章程者，人民團體主管機關得為下列處分：

一、 警告。

二、 撤銷其決議。

三、 撤免其理事、監事。

四、 限期整理。

前項第一款、第二款處分，亦得由主管機關為之。

第39條　驗光師公會會員有違反法令或章程之行為者，公會得依章程、理事會、監事會或會員（會員代表）大會之決議處分。

第40條　驗光生公會，其組織準用本章驗光師公會之規定。

第五章　罰　則

第41條　驗光人員將其證照租借他人使用者，廢止其驗光人員證書。

第42條　驗光所容留未具驗光人員資格人員，擅自執行驗光人員業務者，廢止其開業執照。

第43條　不具驗光人員資格，擅自執行驗光業務者，處新臺幣三萬元以上十五萬元以下罰鍰。但有下列情形之一者，不罰：

一、 於中央主管機關認可之機構，在醫師、驗光師指導下實習之相關醫學、驗光或視光系、科學生或自取得學位日起五年內之畢業生。

二、 視力表量測或護理人員於醫師指示下為之。

第44條　有下列各款情事之一者，處新臺幣三萬元以上十五萬元以下罰鍰：

一、 違反第五條規定，未領有驗光人員證書，使用驗光人員名稱。

二、 違反第十五條第五項規定，非驗光所，使用驗光所或類似名稱。

三、 違反第二十二條第二項規定，非驗光所，為驗光廣告。

四、 違反第二十四條規定，驗光人員或其執業機構之人員無故洩漏因業務知悉或持有之他人祕密。

第45條　驗光人員有下列各款情事之一者，處新臺幣二萬元以上十萬元以下罰鍰；其情節重大者，並處一個月以上一年以下停業處分或廢止其執業執照：

一、　違反第十二條第一項第一款但書或第二項第一款但書規定，為未滿六歲之兒童驗光。

二、　違反第十二條第三項規定，未將當事人轉介至醫療機構。

三、　違反第十四條規定，為虛偽之陳述或報告。

第46條　驗光所有下列各款情事之一者，處新臺幣二萬元以上十萬元以下罰鍰：

一、　違反第十五條第一項規定，驗光人員設立驗光所，未向主管機關申請開業。

二、　違反第十八條第四項規定，遷移或復業，未辦理開業登記。

三、　違反第二十一條第二項規定，收取驗光費用，未開給收費明細表及收據。

四、　違反第二十一條第三項規定，違反收費標準，超額或擅立項目收費。

五、　廣告內容違反第二十二條第一項規定。

六、　違反第二十三條規定，以不正當方法招攬業務，或驗光所人員利用業務上之機會獲取不正當利益。

有前項第三款或第四款或第六款情形之一者，除依前項規定處罰外，並令其限期改善或將超收部分退還當事人；屆期未改善或退還者，處一個月以上一年以下停業處分或廢止其開業執照。

違反第二十三條第二項規定者，除依第一項規定處罰外，對其行為人亦處以第一項之罰鍰。

第47條　驗光人員有下列各款情事之一者，處新臺幣一萬元以上五萬元以下罰鍰，並令其限期改善；屆期未改善者，處一個月以上一年以下停業處分：

一、　違反第七條第一項規定，未辦理執業登記而執行業務。

二、　違反第七條第二項規定，執業執照到期未辦理更新仍繼續執行業務。

三、　無第九條但書規定情形，而在登記執業地點以外之其他地點執行業務。

四、　違反第十條第一項規定，未於停業或歇業事實發生之日起三十日內，報請原發執業執照機關備查。

五、　違反第十條第三項規定，變更執業處所或復業，未辦理執業登記。

六、　違反第十一條第一項規定，執業時未加入所在地公會。

驗光師公會或驗光生公會違反第十一條第二項規定者,由人民團體主管機關處新臺幣一萬元以上五萬元以下罰鍰,並令其限期改善;屆期未改善者,按次處罰。

第48條　驗光所有下列各款情事之一者,處新臺幣一萬元以上五萬元以下罰鍰,並令其限期改善;屆期未改善者,處一個月以上一年以下停業處分:

一、　違反第十五條第四項規定,使用或變更驗光所名稱未經所在地直轄市、縣(市)主管機關核准。

二、　違反第十五條第六項所定之驗光所設置標準。

三、　違反第十六條規定,負責驗光人員對驗光所業務未負督導責任。

四、　違反第十七條第一項規定,負責驗光人員因故不能執行業務,未指定符合資格者代理或代理期間超過四十五日未報請主管機關備查。

五、　違反第十八條第一項、第三項規定,未於停業、歇業或登記事項變更事實發生之日起三十日內,報請原發開業執照機關備查或核准。

六、　違反第十九條規定,未將開業執照、收費標準,揭示於明顯處。

七、　違反第二十五條規定,未提出報告、拒絕檢查或資料蒐集。

第49條　有下列各款情事之一者,處新臺幣一萬元以上五萬元以下罰鍰:

一、　驗光人員違反第十三條規定,執行業務,未製作記錄、未依當事人要求提供驗光結果報告、或未依規定於記錄、驗光結果報告簽名或蓋章,並加註執行年、月、日。

二、　驗光所違反第二十條規定,對執行業務之記錄、醫師開具之照會單或醫囑單,未妥為保管或保存未滿三年。

第50條　驗光人員受停業處分仍執行業務者,廢止其執業執照;受廢止執業執照處分仍執行業務者,得廢止其驗光人員證書。

第51條　驗光所受停業處分而未停業者,廢止其開業執照;受廢止開業執照處分,仍繼續開業者,得廢止其負責驗光人員之驗光人員證書。

第52條　驗光所受停業處分或廢止開業執照者,應同時對其負責驗光人員予以停業處分或廢止其執業執照。

驗光所之負責驗光人員受停業處分或廢止其執業執照時,應同時對該驗光所予以停業處分或廢止其開業執照。

第53條　本法所定之罰鍰,於驗光所,處罰其負責驗光人員。

第54條　本法所定之罰鍰、停業或廢止執業執照或開業執照，除本法另有規定外，由直轄市或縣（市）主管機關處罰之；廢止驗光師證書，由中央主管機關為之。

第六章　附　則

第55條　外國人得依中華民國法律，應驗光人員考試。

前項考試及格，領有驗光人員證書之外國人，在中華民國執行業務，應依法經申請許可後，始得為之，並應遵守中華民國關於驗光人員之相關法令、專業倫理規範及驗光師公會或驗光生公會章程。

第56條　本法公布施行前曾在醫療機構或眼鏡行從事驗光業務滿三年，並具專科以上學校畢業資格，經中央主管機關審查合格者，得應驗光師特種考試。

具下列資格之一，經中央主管機關審查合格者，得應驗光生特種考試：

一、　本法公布施行前，曾在醫療機構或眼鏡行從事驗光業務滿三年，並具高中、高職以上學校畢業資格。

二、　本法公布施行前，曾在醫療機構或眼鏡行從事驗光業務滿六年以上，並參加經中央主管機關指定相關團體辦理之繼續教育達一百六十小時以上。

前二項特種考試，以本法公布施行後五年內舉辦五次為限。

符合第一項、第二項規定且曾應驗光師、驗光生特種考試者，於本法公布施行之日前已登記經營驗光業務之公司（商號）或醫療機構從事驗光業務，自本法公布施行起十年內免依第四十三條處罰。

前項公司（商號），於十年期滿之翌日起，由登記機關廢止其公司（商業）登記之全部或部分登記事項，不得繼續經營驗光業務。

第57條　中央或直轄市、縣（市）主管機關依本法核發證書或執照時，得收取證書費或執照費；其收費標準，由中央主管機關定之。

第58條　本法施行細則，由中央主管機關定之。

第59條　本法自公布日施行。

附錄三 驗光人員法施行細則

中華民國105年10月6日衛生福利部衛部醫字第1051666521號令訂定發布全文21條；並自發布日施行

中華民國107年1月25日衛生福利部衛部醫字第1071660391號令修正發布第6條條文

第1條　本細則依驗光人員法（以下簡稱本法）第五十八條規定訂定之。

第2條　依本法第四條規定請領驗光人員證書者，應填具申請書，檢附考試院頒發之驗光人員考試及格證書，並繳納證書費，送請中央主管機關核發。

第3條　驗光人員證書滅失或遺失者，應填具申請書，並繳納證書費，向中央主管機關申請補發。

　　　　驗光人員證書毀損者，應填具申請書，並繳納證書費，連同原證書，向中央主管機關申請換發。

第4條　本法第九條所稱眼鏡公司（商號），指公司（商號）登記為眼鏡批發業或眼鏡零售業者。

　　　　前項眼鏡公司（商號），應於機構內設立驗光所，始得執行驗光業務。但本法第五十六條第四項另有規定者，從其規定。

第5條　驗光人員停業、歇業，依本法第十條第一項規定報請備查時，應填具申請書，並檢附執業執照及有關文件，送由原發給執業執照機關依下列規定辦理：

　　　　一、停業：登記其停業日期及理由後，發還其執業執照。

　　　　二、歇業：註銷其執業登記，並收回執業執照。

第6條　本法第12條第一項第一款及第二項第一款所定驗光人員為六歲以上十五歲以下者驗光，應於眼科醫師指導下，依下列方式之一為之：

　　　　一、由驗光人員與眼科醫師訂定契約合作。

　　　　二、由驗光人員參加中央主管機關委託專業法人、團體或機構辦理之特定課程訓練，取得完成訓練證明；發現有特定狀況時，應出具轉介單，至眼科醫師處檢查。

　　　　驗光人員對於六歲以上十五歲以下者第一次驗光及配鏡，應於醫師確診為非假性近視，始得為之。

　　　　驗光人員執行業務，發現視力不能矯正者，依本法第12條第三項規定轉介至醫療機構診治時，應填具轉介單。

第7條　本法第十二條第一項第二款及第二項第二款所稱一般隱形眼鏡，指非用於治療或診斷之隱形眼鏡。

第8條　本法第十二條第一項第三款所稱低視力者，指依身心障礙者鑑定作業辦法第五條附表二身心障礙類別、鑑定向度、程度分級與基準，其視覺功能之障礙程度達1以上者。

本法第十二條第一項第三款所稱低視力者輔助器具，指以驗光輔助視覺功能之各式光學器具。

第9條　依本法第十五條第一項規定申請設立驗光所，應填具申請書，檢附下列書件，並繳納開業執照費，向所在地直轄市、縣（市）主管機關申請核准登記：

一、　驗光人員證書正本及其影本一份；正本驗畢後發還。

二、　國民身分證正本及其影本一份；正本驗畢後發還。

三、　驗光所平面配置圖及建築物合法使用證明文件。

四、　依本法第十五條第二項所定驗光人員執行業務證明文件。

五、　其他依規定應檢具之文件。

直轄市、縣（市）主管機關對於前項之申請，應派員履勘後，核與規定相符者，始得發給開業執照。

第10條　本法第十五條第一項所定驗光所核准登記事項如下：

一、　名稱、地址及開業執照字號。

二、　負責驗光人員之姓名、出生年月日、國民身分證統一編號、住址及證書字號。

三、　執行業務之項目。

四、　其他依規定應行登記事項。

第11條　本法第十五條第六項所定驗光所名稱之使用、變更，其名稱應標明驗光所，且不得使用下列名稱：

一、　單獨使用外文之名稱。

二、　在同一直轄市、縣（市）區域內，他人已登記使用之名稱。

三、　使用在同一直轄市、縣（市）區域內，與被撤銷或廢止開業執照未滿一年或受停業處分驗光所相同或類似之名稱。

四、　使用疾病之名稱。

五、　使用妨害公共秩序、善良風俗之名稱。

六、 使用易使人誤會其與政府機關、公益團體有關之名稱。

七、 其他經中央主管機關規定不得使用之名稱。

第12條　驗光所開業執照滅失或遺失者，應填具申請書，並繳納開業執照費，向原發給開業執照機關申請補發。

驗光所開業執照毀損者，應填具申請書，並繳納補發執照費，連同原開業執照，向原發給開業執照機關申請核發。

第13條　驗光所停業、歇業或其登記事項變更，依本法第十八條第一項規定報請備查或依同條第三項規定辦理核准變更登記時，應填具申請書，並檢附開業執照及有關文件，送由原發給開業執照機關依下列規定辦理：

一、 停業：於其開業執照註明停業日期及理由後發還。

二、 歇業：註銷其開業登記，並收回開業執照。

三、 登記事項變更：辦理變更登記。

前項第三款登記事項變更，如需換發開業執照，申請人應依規定繳納換發執照費。

第14條　驗光所停業、歇業或受停業、撤銷或廢止開業執照處分者，其所屬驗光人員，應依本法第十條第一項或第三項規定辦理停業、歇業或變更執業處所。

第15條　眼鏡公司（商號）內設立驗光所者，該驗光所得與眼鏡公司（商號）共用招牌。

驗光所歇業或受撤銷、廢止開業執照處分者，應將其招牌拆除。

第16條　主管機關人員執行本法第二十五條規定之檢查及資料蒐集時，應出示有關執行職務之證明文件或顯示足資辨別之標誌。

第17條　本法第四十三條所稱驗光業務，指本法第十二條第一項及第二項各款之業務。

第18條　本法第五十六條第一項及第二項所稱醫療機構，指依醫療法所設立之醫院、診所；所稱眼鏡行，指公司或商號登記為眼鏡批發業、眼鏡零售業或驗光配鏡服務業者。

第19條　本法第五十六條第一項所稱從事驗光業務，指從事本法第十二條第一項各款之一之驗光業務；所稱具專科以上學校畢業資格，指在公立或立案之私立專科以上學校或符合教育部採認規定之國外專科以上學校畢業領有畢業證書者。

本法第五十六條第二項所稱從事驗光業務，指從事本法第十二條第一項各款之一之驗光業務；所稱具高中、高職以上學校畢業資格，指在公立、立案之私立或國外普通型高級中等學校、技術型高級中等學校或綜合型高級中等學校以上學校畢業領有畢業證書者。

第20條　本法第五十六條第四項規定之公司（商號），由符合同條第一項、第二項規定，且曾應驗光師、驗光生特種考試者執行驗光業務，不以設立驗光所為限。

第21條　本細則自發布日施行。

附錄四 醫事人員執業登記及繼續教育辦法

中華民國102年7月1日行政院衛生署衛署醫字第1020269815號令訂定發布全文23條；並自發布日施行

中華民國111年8月26日衛生福利部衛部醫字第1111665068號令修正發布第14條條文之附表

第一章　總　則

第1條　本辦法依醫師法第八條第三項與第四項、藥師法第七條第三項至第四項及第四十條、護理人員法第八條第三項、物理治療師法第七條第三項、職能治療師法第七條第三項、醫事檢驗師法第七條第三項、醫事放射師法第七條第三項、營養師法第七條第三項與第四項、助產人員法第九條第三項、心理師法第七條第三項與第八條第二項、呼吸治療師法第七條第二項與第八條第二項、語言治療師法第七條第三項、聽力師法第七條第三項、牙體技術師法第九條第三項及驗光人員法第七條第三項規定訂定之。

第2條　本辦法所稱醫事人員，指醫師、中醫師、牙醫師、藥師、藥劑生、護理師、護士、物理治療師、物理治療生、職能治療師、職能治療生、醫事檢驗師、醫事檢驗生、醫事放射師、醫事放射士、營養師、助產師、助產士、心理師、呼吸治療師、語言治療師、聽力師、牙體技術師及牙體技術生、驗光師及驗光生。

本辦法所稱多重醫事人員，指領有二種以上醫事人員證書者。

第二章　執業登記

第3條　領有醫事人員證書，且未有各該醫事人員法律所定不得發給執業執照情形之一者，得申請醫事人員執業登記。

第4條　醫事人員申請執業登記，應填具申請書，並檢附下列文件及繳納執業執照費，向所在地直轄市、縣（市）主管機關申請，發給執業執照：

一、醫事人員證書正本及其影本一份（正本驗畢後發還）。

二、身分證明文件影本一份。

三、最近三個月內之一吋正面脫帽半身照片二張。

四、擬執業機構出具之證明文件。

五、執業所在地醫事人員公會會員證明文件。

六、完成第十三條第一項各款繼續教育之證明文件。

七、 中央主管機關發給且仍在有效期間內之專科醫事人員證書。但醫事人員無專科制度者，得免檢附。

第5條　醫事人員申請執業登記，有下列情形之一者，得免檢具前條第六款規定之文件：

一、 領得醫事人員證書五年內申請執業登記。

二、 物理治療師（生）或職能治療師（生）於中華民國九十七年五月二十三日前、護理師及護士於九十七年六月二十日前，已取得該類醫事人員證書，且於該日期起算五年內申請首次執業登記。

三、 醫事人員歇業後重新申請執業登記之日期，未逾原執業處所執業執照所載應更新日期。

第6條　醫事人員申請執業登記，其依第四條第六款所定繼續教育證明文件，有下列情形之一者，得以該類醫事人員申請執業登記前一年內接受第十三條第一項各款繼續教育課程總積分達六分之一以上之證明文件代之：

一、 領得醫事人員證書逾五年，首次申請執業登記。

二、 醫事人員於下列各目日期前，已取得各該類醫事人員證書，且逾該日期起算五年始申請首次執業登記：

（一） 醫事檢驗師（生）或醫事放射師（士）：中華民國八十九年七月十一日。

（二） 心理師：九十二年三月十九日。

（三） 呼吸治療師：九十二年五月十三日。

（四） 營養師：九十四年四月八日。

（五） 助產師（士）：九十四年四月十五日。

（六） 物理治療師（生）或職能治療師（生）：九十七年五月二十三日。

（七） 護理師及護士：九十七年六月二十日。

三、 醫事人員連續歇業期間逾二年。於具有多重醫事人員或兼具有師級及生（士）級之同一類醫事人員資格者，須分別均逾二年。

專科醫師依前項規定應備之文件，得以申請執業登記前一年內接受第十三條第一項第二款至第四款所定繼續教育課程積分達三點以上之證明文件代之，不受前項規定之限制。

第7條　醫事人員辦理執業執照更新，應於其執業執照應更新日期屆滿前六個月內，填具申請書，並檢具下列文件及繳納執業執照費，向原發執業執照機關申請換領執業執照：

一、原領執業執照。

二、最近三個月內之一吋正面脫帽半身照片二張。

三、執業所在地醫事人員公會會員證明文件。

四、完成第十三條第二項所定繼續教育之證明文件或下列其他相關證明文件：

（一）專科醫師、專科牙醫師：完成第十三條第二項第二款第二目所定繼續教育之證明文件。

（二）專科護理師：中央主管機關發給，且仍在有效期間內之專科護理師證書。

醫師符合下列各款情形，除應依前項規定辦理外，並應檢具畢業後綜合臨床醫學訓練（以下稱一般醫學訓練）證明文件：

一、中華民國一百零八年七月一日以後始領有醫師證書，且未領有專科醫師證書者。

二、於首次辦理執業執照更新時，或因歇業逾首次執業執照應更新日期，於新發給之執業執照更新時。

第8條　領得醫事人員證書未逾五年而申請執業登記者，其執業執照之更新日期為自各該證書發證屆滿第六年之翌日。

中華民國九十七年五月二十三日前已取得物理治療師（生）或職能治療師（生）證書，且於該日期起算五年內，申請執業登記者，其執業執照之更新日期不得逾一百零三年五月二十二日。

九十七年六月二十日前已取得護理師或護士證書，且於該日期起算五年內，申請執業登記者，其執業執照之更新日期不得逾一百零三年六月十九日。

醫事人員歇業後重新申請執業登記，執業登記日期未逾原發執業執照所載應更新日期者，以該日期為新發執業執照應更新日期；逾原發執業執照所載應更新日期者，其執業執照應更新日期自執業登記日期起算六年。但依第六條規定辦理執業登記者，其執業執照之更新日期為自執業登記屆滿第六年之翌日。

醫事人員辦理執業執照更新，其新發之執業執照應更新日期為自原發執業執照屆滿第六年之翌日。

第9條　醫事人員執業執照滅失或遺失時，應填具申請書、具結書，繳納執業執照費並檢具最近三個月內之一吋正面脫帽半身照片二張，向原發執業執照機關申請補發。

醫事人員執業執照損壞時，應填具申請書，繳納執業執照費並檢具最近三個月內之一吋正面脫帽半身照片二張及原執業執照，向原發執業執照機關申請換發。

第10條　醫事人員停業及歇業之程序及應備文件等相關事項，依各該醫事人員法律施行細則之規定辦理。

醫事人員停業後申請復業，應檢具原執業執照，向原發執業執照機關辦理。

第11條　具有多重醫事人員資格者，得依其多重身分同時辦理執業登記，並應符合下列規定：

一、 執業登記場所，以同一處所為限；執業場所並應符合各該醫事人員執業場所相關設置標準之規定，該場所依法規得供該類醫事人員辦理執業登記。

二、 應依法律規定分別加入各該醫事人員公會，且應分別完成第十三條第一項各款所定之繼續教育積分。

三、 擇一資格為其主要執業類別，據以計算其執業之場所相關設置標準規定應具備之人力。

四、 停業、歇業或報准前往其他處所執行業務，應以主要執業登記類別辦理。

五、 兼具師級及士（生）級之同一類醫事人員資格者，其執業登記僅得擇一資格辦理。

具有醫師、中醫師、牙醫師等多重醫事人員資格者，其執業登記，依具有多重醫事人員資格者執業管理辦法之規定辦理，不適用前項規定。

第12條　（刪除）

第三章　繼續教育

第13條　醫事人員執業，應接受下列課程之繼續教育：

一、 專業課程。

二、 專業品質。

三、 專業倫理。

四、 專業相關法規。

醫事人員每六年應完成前項繼續教育課程之積分數如下：

一、 物理治療生、職能治療生、醫事檢驗生、醫事放射士、牙體技術生及
驗光生：

（一） 達七十二點。

（二） 前項第二款至第四款繼續教育課程之積分數，合計至少七點，其
中應包括感染管制及性別議題之課程；超過十四點者，以十四點
計。

二、 前款以外之醫事人員：

（一） 達一百二十點。

（二） 前項第二款至第四款繼續教育課程之積分數，合計至少十二點，
其中應包括感染管制及性別議題之課程；超過二十四點者，以
二十四點計。

兼具醫師、中醫師、牙醫師多重醫師資格者變更資格申請執業登記時，對於
第一項第二款至第四款繼續教育課程積分，應予採認；對於第一項第一款性
質相近之專業課程積分，得相互認定。

第14條　　附件檔案：醫事人員繼續教育之實施方式及其積分，如附表。

前項及前條第一項、第二項之繼續教育課程及積分，應由經中央主管機關認
可之醫事人員團體辦理審查認定及採認。

第15條　　申請認可辦理前二條繼續教育課程與積分審查認定及採認之各該類醫事人員
團體，應符合下列規定：

一、 為全國性之醫事人員學會、各該類醫事人員相關學會或公會。

二、 設立滿三年。

三、 會員中各該類醫事人員全國執業人數，應達下列各目比率或人數之
一：

（一） 醫師及助產人員：百分之十以上。

（二） 中醫師及醫事放射師：百分之四十以上。

（三） 護理人員：三千人以上。

（四） 前三目以外醫事人員：百分之二十以上。

各該類醫事人員團體申請前二條認可，應檢具申請函及包括下列文件、資料
之計畫書，向中央主管機關提出，經核定後，始得為之：

一、 設立證明文件、組織章程、組織概況及會員人數資料。

二、 醫事人員繼續教育課程與積分採認人力配置、處理流程、委員會組成、職責及會議召開之作業方式。

三、 醫事人員繼續教育課程及積分採認之作業監督方法。

四、 醫事人員繼續教育課程及積分採認之相關文件保存。

五、 醫事人員繼續教育課程品質管理方式。

六、 收費項目及金額。

七、 其他經中央主管機關指定之文件、資料。

第16條　中央主管機關受理前條申請之審查，得至該醫事人員團體實地訪查作業情形。

第17條　經認可得辦理完成繼續教育積分審查認定及繼續教育課程與積分採認業務之醫事人員團體，應依核定之計畫書，辦理醫事人員繼續教育課程及積分採認與收費；並適時查核採認之課程，確實依其申請之課程內容實施。

第18條　經認可之醫事人員團體有下列情事之一者，中央主管機關得廢止其認可：

一、 未依規定或計畫書審查醫事人員繼續教育課程及積分，情節重大。

二、 未依計畫書收費項目及金額收費，致生超收費用或擅立項目收費。

三、 規避、妨礙或拒絕中央主管機關之查核。

四、 不符合第十五條第一項第三款規定。

違反前項第一款規定，未依規定採認之醫事人員繼續教育課程及積分，不生採認之效果。

經中央主管機關依第一項規定廢止認可之醫事人員團體，一年內不得重新申請認可。

第19條　第十三條第一項第一款所定繼續教育積分，於專科醫師，依專科醫師分科及甄審辦法之規定。

專科醫師於中華民國九十六年八月十七日醫師執業登記及繼續教育辦法修正施行前，已依專科醫師分科及甄審辦法，規定取得之專業品質、專業倫理或專業相關法規課程之積點，合於本辦法規定者，得予採認。

專科護理師依專科護理師分科及甄審辦法規定參加課程或訓練取得之積點，合於本辦法規定者，得予採認。

第20條　醫事人員受懲戒處分應接受一定時數繼續教育者，不得以本辦法所定應接受之繼續教育抵充。

第四章　附　則

第21條　本辦法施行前，已領有執業執照之醫事人員，其應辦理執業執照更新日期，依原發執業執照所載應更新日期。

第22條　本辦法施行前，已依各該類醫事人員執業登記及繼續教育辦法規定，申請認可為各該類醫事人員繼續教育積分審查認定及繼續教育課程與積分採認之醫事人員團體者，免依第十五條規定，重新提出申請認可。

本辦法修正施行前，已依藥師執業登記及繼續教育辦法所採認之繼續教育課程及積分，得由原審查認定及採認之醫事人員團體，依第十三條規定，辦理課程及積分之分類。

第23條　本辦法自發布日施行。

中華民國一百零四年十二月三十日修正發布之條文，除第十三條第二項第二款第二目所定醫事人員為藥師及藥劑生者，自一百零六年一月一日施行外，自發布日施行。

附錄五 醫事人員執業登記及繼續教育辦法（含附表）

第14條　醫事人員繼續教育之實施方式及其積分，如附表。

前項及前條第一項、第二項之繼續教育課程及積分，應由經中央主管機關認可之醫事人員團體辦理審查認定及採認。

實施方式	積分
一、 專科以上學校、醫學會、學會、公會、協會、醫事人員職業工會、醫療相關產業工會、教學醫院企業工會、財團法人、教學醫院、主管機關或政府機關舉辦之專業相關繼續教育課程	1. 參加者：每小時積分1點 2. 擔任授課者：每小時積分5點
二、 公開徵求論文及審查機制之各該類醫事人員學術研討會	1. 參加者：每小時積分2點 2. 發表論文或壁報者：每篇第一作者積分3點，其他作者積分1點 3. 擔任特別演講者：每次積分10點
三、 公開徵求論文及審查機制之相關醫學會、學會、公會或協會舉辦之學術研討會	1. 參加者：每小時積分1點 2. 發表論文或壁報者：每篇第一作者積分2點，其他作者積分1點 3. 擔任特別演講者：每次積分3點
四、 經醫院評鑑合格之醫院或主管機關跨專業之團隊臨床討論或專題演講之教學活動	1. 參加者：每小時積分1點 2. 擔任主要報告或演講者：每次積分3點 3. 超過六十點者：以60點計
五、 參加網路繼續教育	1. 每次積分1點 2. 超過80點者：以80點計
六、 參加各該類醫事人員相關雜誌通訊課程	1. 每次積分2點 2. 超過80點者：以80點計
七、 在國內外各該類醫事人員具審查機制之相關雜誌發表有關各該類醫事人員原著論文	1. 每篇第一作者或通訊作者，積分16點，第二作者，積分6點，其他作者積分2點 2. 發表其他論文者：積分減半 3. 超過50點者：以50點計
八、 在國內外大學進修專業相關課程	1. 每學分積分5點 2. 每學期超過15點者：以15點計
九、 講授衛生教育推廣課程	1. 每次積分1點 2. 超過15點者：以15點計

實施方式	積分
十、 在國外執業或開業	每年以20點計
十一、 國內外各該類醫事人員專業研究機構進修	1. 短期進修者（累計一星期內）：每日積分2點 2. 長期進修者（累計超過一星期）：每星期積分5點 3. 超過30點者：以30點計
十二、 醫師一般醫學訓練、牙醫師一般醫學訓練、專科醫師訓練、專科牙醫師訓練或臨床醫事人員培訓計畫之訓練	每年以20點計
十三、 各大專校院專任護理教師至國內醫療或護理機構實務學習，經機構開具證明文件	1. 每日積分2點 2. 超過25點者：以25點計
十四、於離島地區執業期間	除參加本表第十點之繼續教育外，其各點實施方式之積分數，得以2倍計
十五、於偏遠地區執業期間	除參加本表第十點外之繼續教育外，其各點實施方式之積分數，得以1.5倍計

備註：

1. 實施方式一之「課程」及四之「專題演講」以線上同步方式（例如直播、視訊或其他方式）辦理者，應有講師同步授課、線上簽到（退）及確核學員在線與否之機制，並應輔以多元教學評量方式評核學員學習成效。

2. 實施方式五之「網路繼續教育」，係指事前預先錄製完成課程內容，放置於專科以上學校、醫學會、學會、公會、協會、醫事人員職業工會、醫療相關產業工會、教學醫院企業工會、財團法人、教學醫院、主管機關或政府機關相關網站，不限上課時間，可隨時上網學習之課程。但課後應有線上評量方式評核學習成效。

3. 實施方式十五之「偏遠地區」包括：(1) 山地地區；(2)「全民健康保險西醫醫療資源不足地區改善方案」公告之施行區域；(3)「全民健康保險醫療資源缺乏地區」公告之施行區域。上開公告之施行區域，如有變動，原已施行區域得繼續施行。

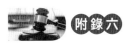 **附錄六** 　**驗光所設置標準**

中華民國105年9月20日衛生福利部衛部醫字第1051665991號令訂定發布全文6條；並自發布日施行

第1條　本標準依驗光人員法第十五條第六項規定訂定之。

第2條　驗光所應有明顯區隔之獨立作業場所及出入口，其總樓地板面積，不得小於二十平方公尺。但第五條另有規定者，從其規定。

第3條　驗光所應有下列設施：

一、　驗光室：

（一）明顯區隔之獨立空間，且不得小於五平方公尺。

（二）空間之直線距離至少五公尺；採鏡子反射法者，直線距離至少二點五公尺。

（三）驗光必要設備：

1. 電腦驗光機或檢影鏡。

2. 角膜弧度儀或角膜地圖儀。

3. 鏡片試片組或綜合驗度儀。

4. 鏡片驗度儀。

5. 視力表。

二、　等候空間。

三、　執行業務記錄之保存設施。

四、　手部衛生設備。

第4條　教導低視力者使用輔助器具時，應配置相關必要設備。

第5條　眼鏡公司（商號）內設置之驗光所，其總樓地板面積，不得小於五平方公尺，並設有下列設施、設備：

一、　第三條第一款之驗光室。

二、　等候空間及執行業務記錄之保存設施，並得與眼鏡公司（商號）共用。

三、　手部衛生設備。

前項驗光所，不以獨立出入口為限。

第6條　本標準自發布日施行。

附錄七 專門職業及技術人員特種考試驗光人員考試規則

中華民國110年8月30日考試院考臺組壹一字第11000060281號公告廢止

第1條　本規則依專門職業及技術人員考試法第十二條第一項及驗光人員法第五十六條規定訂定之。

第2條　專門職業及技術人員特種考試驗光人員考試（以下簡稱本考試），分為下列二類科：

一、　驗光師。

二、　驗光生。

前項驗光師考試相當專門職業及技術人員高等考試，驗光生考試相當專門職業及技術人員普通考試。

第3條　本考試自中華民國一百零五年一月八日起五年內辦理五次。

第4條　本考試採筆試方式行之。

第5條　應考人有公務人員考試法第二十二條第二項、專門職業及技術人員考試法第十九條第二項或驗光人員法第六條情事者，不得應本考試。

第6條　中華民國國民於驗光人員法公布施行前，曾在醫療機構或眼鏡行從事驗光業務滿三年，並具專科以上學校畢業資格，經中央主管機關審查合格者，得應驗光師特種考試。

第7條　中華民國國民具下列資格之一，經中央主管機關審查合格者，得應驗光生特種考試：

一、　驗光人員法公布施行前，曾在醫療機構或眼鏡行從事驗光業務滿三年，並具高中、高職以上學校畢業資格。

二、　驗光人員法公布施行前，曾在醫療機構或眼鏡行從事驗光業務滿六年以上，並參加經中央主管機關指定相關團體辦理之繼續教育達一百六十小時以上。

第8條　驗光師應試科目：

一、　眼球解剖生理學與倫理法規。

二、　視覺光學。

三、　視光學。

四、　隱形眼鏡學與配鏡學。

五、　低視力學。

前項應試科目之試題題型均採測驗式試題，各應試科目之考試時間均為六十分鐘。

第9條　驗光生應試科目：

一、　眼球構造與倫理法規概要。

二、　驗光學概要。

三、　隱形眼鏡學概要。

四、　眼鏡光學概要。

前項應試科目之試題題型均採測驗式試題，各應試科目之考試時間均為六十分鐘。

第10條　應考人報名本考試應繳下列費件，並以通訊方式為之：

一、　報名履歷表。

二、　應考資格證明文件。

三、　國民身分證影本。華僑應繳僑務委員會核發之華僑身分證明書或外交部或僑居地之中華民國使領館、代表處、辦事處、其他外交部授權機構加簽僑居身分之有效中華民國護照。

四、　最近一年內一吋正面脫帽半身照片。

五、　報名費。

六、　其他有關證明文件。

應考人以網路報名本考試時，其應繳費件之方式，載明於本考試應考須知及考選部國家考試報名網站。

第11條　本考試及格方式，以應試科目總成績滿六十分及格。

前項應試科目總成績之計算，以各科目成績平均計算之。

本考試應試科目有一科成績為零分者，不予及格。缺考之科目，以零分計算。

第12條　本考試及格人員，由考選部報請考試院發給考試及格證書，並函衛生福利部查照。

第13條　本規則施行期間，自發布日起至中華民國一百一十年一月七日止。

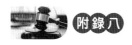

附錄八　專門職業及技術人員高等暨普通考試驗光人員考試規則

中華民國105年10月14日考試院考臺組壹一字第10500047981號令訂定發布全文17條
中華民國106年3月24日考試院考臺組壹一字第10600015091號令修正發布

第1條　本規則依專門職業及技術人員考試法第十一條第一項規定訂定之。

第2條　專門職業及技術人員高等暨普通考試驗光人員考試（以下簡稱本考試），分為下列等級及類科：

　　　　一、　高等考試：驗光師。

　　　　二、　普通考試：驗光生。

第3條　本考試每年或間年舉行一次。但驗光生考試得視實際情況暫停辦理。

第4條　本考試採筆試方式行之。

第5條　應考人有公務人員考試法第二十二條第二項、專門職業及技術人員考試法第十九條第二項或驗光人員法第六條情事者，不得應本考試。

第6條　中華民國國民經公立或立案之私立專科以上學校或符合教育部採認規定之國外專科以上學校驗光或視光系、科畢業，並經實習期滿成績及格，領有畢業證書者，得應驗光師考試。

　　　　前項實習認定基準由考選部另定之。

第7條　中華民國國民經公立或立案之私立高級醫事職業以上學校或符合教育部採認規定之國外高級醫事職業以上學校醫用光學技術、驗光或視光系、科畢業，並經實習期滿成績及格，領有畢業證書者，得應驗光生考試。

　　　　前項實習認定基準由考選部另定之。

第8條　驗光師應試科目：

　　　　一、　眼球解剖生理學與倫理法規。

　　　　二、　視覺光學。

　　　　三、　視光學。

　　　　四、　隱形眼鏡學與配鏡學。

　　　　五、　低視力學。

　　　　前項應試科目之試題題型均採測驗式試題，各應試科目之考試時間均為六十分鐘。

第9條　驗光生應試科目：

一、 眼球構造與倫理法規概要。

二、 驗光學概要。

三、 隱形眼鏡學概要。

四、 眼鏡光學概要。

前項應試科目之試題題型均採測驗式試題，各應試科目之考試時間均為六十分鐘。

第10條　應考人報名本考試應繳下列費件，並以通訊方式為之：

一、 報名履歷表。

二、 應考資格證明文件。

三、 國民身分證影本。華僑應繳僑務委員會核發之華僑身分證明書或外交部或僑居地之中華民國使領館、代表處、辦事處、其他外交部授權機構（以下簡稱駐外館處）加簽僑居身分之有效中華民國護照。

四、 最近一年內一吋正面脫帽半身照片。

五、 報名費。

六、 其他有關證明文件。

應考人以網路報名本考試時，其應繳費件之方式，載明於本考試應考須知及考選部國家考試報名網站。

第11條　繳驗外國畢業證書、學位證書、在學全部成績單、學分證明、法規抄本或其他有關證明文件，均須附繳正本及經駐外館處驗證之影本及中文譯本或國內公證人認證之中文譯本。

前項各種證明文件之正本，得改繳經當地國合法公證人證明與正本完全一致，並經駐外館處驗證之影本。

第12條　本考試及格方式，以應試科目總成績滿六十分及格。

前項應試科目總成績之計算，以各科目成績平均計算之。

本考試應試科目有一科成績為零分者，不予及格。缺考之科目，以零分計算。

第13條　外國人具有第六條或第七條規定之資格，且無第五條情事者，得應本考試。

第14條　本考試及格人員，由考選部報請考試院發給考試及格證書，並函衛生福利部查照。

第15條　本規則自發布日施行。

附錄九 得應驗光人員特種考試資格審查要點

衛生福利部更新至2016.09.20

一、 衛生福利部（以下稱本部）依驗光人員法（以下稱本法）第五十六條第一項及第二項規定，辦理得應驗光人員特種考試之資格審查，特訂定本要點。

二、 本法公布施行前，曾在醫療機構或眼鏡行從事驗光業務滿三年，並具專科以上學校畢業資格者，得依本要點規定向本部申請應考資格審查，經本部審查合格後，得參加驗光師特種考試。

三、 本法公布施行前，曾在醫療機構或眼鏡行從事驗光業務滿三年，並具高中、高職以上學校畢業資格者，得依本要點規定向本部申請應考資格審查，經本部審查合格後，得參加驗光生特種考試。

四、 本法公布施行前，曾在醫療機構或眼鏡行從事驗光業務滿六年以上，並參加經中央主管機關指定相關團體辦理之繼續教育達一百六十小時以上者，得依本要點規定向本部申請應考資格審查，經本部審查合格後，得參加驗光生特種考試。

五、 本要點所稱從事驗光業務，指本法第十二條第一項之驗光師業務範圍及第二項之驗光生業務範圍。

六、 本要點所稱眼鏡行，指公司或商號登記為眼鏡批發業、眼鏡零售業或驗光配鏡服務業者。

七、 本要點所稱具專科以上學校畢業資格，指在公立或立案之私立專科以上學校或符合教育部採認規定之國外專科以上學校畢業領有畢業證書者。

八、 本要點所稱具高中、高職以上學校畢業資格，指在公立、立案之私立或國外普通型高級中等學校或技術型高級中等學校以上學校畢業領有畢業證書者。

九、 申請應考資格審查，應檢具下列文件：

　　（一） 申請書。

　　（二） 畢業證書影本。

　　（三） 醫療機構或眼鏡行，出具符合第二點、第三點或第四點規定之服務證明文件。

　　（四） 依第四點規定申請者，應出具參加經中央主管機關指定相關團體辦理之繼續教育達一百六十小時以上證明文件。

　　（五） 其他經中央主管機關規定之文件。

十、 應考資格審查之受理申請日期，由本部另行公告。

十一、 經審查符合本要點規定之資格者，由本部發給審查合格證明，作為報名參加驗光人員特種考試之資格證明。

附錄十 得應驗光人員特種考試資格審查小組設置要點

衛生福利部更新至2016.09.20

一、 衛生福利部（以下簡稱本部）依驗光人員法（以下簡稱本法）第五十六條第一項及第二項規定，為辦理審查應驗光人員特種考試之資格，特設得應驗光人員特種考試資格審查小組（以下簡稱本小組）。

二、 本小組織任務，依本法第五十六條第一項及第二項規定，辦理審查應驗光人員特種考試之資格。

三、 本小組置召集人一名，由本部醫事司司長擔任；副召集人二名，由本部醫事司副司長及簡任職人員擔任。委員十一人由本部部長就下列機關團體代表及專家學者按名額聘兼之；任一性別委員不得少於委員總數之三分之一：

（一） 考選部代表一人。

（二） 衛生局代表二人。

（三） 中華民國眼科醫學會代表一人。

（四） 臺灣眼視光學學會代表一人。

（五） 中華民國驗光配鏡學會代表一人。

（六） 臺灣省鐘錶眼鏡商業同業公會聯合會代表一人。

（七） 專家學者代表四人。

四、 本小組委員任期五年，於審查應驗光人員特種考試資格之任務完成後，予以裁撤。但代表機關出任者，應隨本職進退。

前項委員於聘任期間因故出缺時，應予補聘，其專家學者者，由本部部長依其專業領域補聘之，補聘委員之任期至原任期屆滿日為止。

五、 本小組召開審查會議，以召集人為主席，召集人未能出席時，由副召集人為主席；審查案件之決議，應有半數以上委員出席，並有出席委員半數以上之同意。委員應親自出席，不得代理。

六、 本小組召集人及委員均為無給職。

七、 本小組所需經費，由本部相關預算支應。

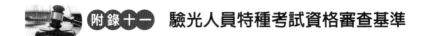

附錄十一　驗光人員特種考試資格審查基準

一、服務機構：

1. 醫療機構（依醫療法所設立之醫院、診所）具醫療機構代碼者，經醫事系統查證確認。

2. 眼鏡行（指公司或商號登記為眼鏡批發業、眼鏡零售業或驗光配鏡服務業者）具營利事業登記字號，經財政部或經濟部商業司等系統確認營業項目及營業期間與申請人服務期間相符。

二、工作年資採計原則：

1. 年資計算得採全職、兼職混合計算。

2. 以兼職方式從事驗光業務者，須註明所占比例，原則依所填比例計算，但至多採計1/2。

3. 高中以上（含高中、高職、大專）日間部學生在學期間與服務期間重疊者，以兼職採計1/2；夜間部、在職班及在職專班學生在學期間與服務期間重疊者，以全職採計。

4. 當兵期間不列計服務年資。

5. 國中、國小就讀期間，不得採計。

6. 兼職日期均為例假日者，採工作期間四分之一年資。

7. 兼職期間為寒暑假者，採工作期間四分之一年資。

8. 遠距兼職者，應舉證說明兼職的實際通勤情況。

三、工作內容：

1. 職稱沒有限定必須是驗光師或驗光生。

2. 工作內容須符合驗光人員法第12條之規定：

    (1) 服務證明書實際工作內容須符合驗光人員法之規定。

    (2) 驗光業務須能證明從事驗光人員法第12條業務範圍。

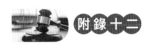 附錄十二 驗光人員法第 56 條 2 項第 2 款所稱「中央主管機關指定相關團體辦理之繼續教育達 160 小時以上」之事項

發文日期：中華民國105年11月3日
發文字號：衛部醫字第1051667565號

主旨：公告驗光人員法第五十六條二項第二款所稱「中央主管機關指定相關團體辦理之繼續教育達一百六十小時以上」之事項，自即日起生效。

依據：驗光人員法第五十六條二項第二款

公告事項：驗光人員法第五十六條二項第二款「中央主管機關指定相關團體辦理之繼續教育達一百六十小時以上」如下：

一、「指定相關團體辦理之繼續教育」，指符合辦理繼續教育之團體，舉辦之驗光專業相關繼續教育課程。

二、「符合辦理繼續教育之團體」應符合下列規定：

（一）專科以上學校、醫學會、學會、公會、工會、協會、財團法人、教學醫院、主管機關或政府機關。

（二）所開立之時數證明文件，至少應包含：開課單位名稱（全銜）及核准設立字號、課程名稱及時數、課程日期及時間（起迄）、講師姓名及職稱。

三、「繼續教育達一百六十小時以上」：

（一）所稱繼續，指驗光專業相關繼續教育課程，其課程內容應包含：

1. 眼球構造。

2. 倫理法規概要（含驗光人員法）。

3. 驗光學概要。

4. 隱形眼鏡學概要。

5. 眼鏡光學概要。

（二）其中60小時應於申請驗光生特種考試資格審查之前六年內完成。

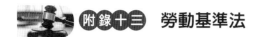

附錄十三 勞動基準法

中華民國73年7月30日總統（73）華總（一）義字第14069號令制定公布全文86條
中華民國109年6月10日總統華總一義字第10900063561號令修正公布第80-1條條文

第一章　總　則

第1條　為規定勞動條件最低標準，保障勞工權益，加強勞雇關係，促進社會與經濟發展，特制定本法；本法未規定者，適用其他法律之規定。

雇主與勞工所訂勞動條件，不得低於本法所定之最低標準。

第2條　本法用詞，定義如下：

一、　勞工：指受雇主僱用從事工作獲致工資者。

二、　雇主：指僱用勞工之事業主、事業經營之負責人或代表事業主處理有關勞工事務之人。

三、　工資：指勞工因工作而獲得之報酬；包括工資、薪金及按計時、計日、計月、計件以現金或實物等方式給付之獎金、津貼及其他任何名義之經常性給與均屬之。

四、　平均工資：指計算事由發生之當日前六個月內所得工資總額除以該期間之總日數所得之金額。工作未滿六個月者，指工作期間所得工資總額除以工作期間之總日數所得之金額。工資按工作日數、時數或論件計算者，其依上述方式計算之平均工資，如少於該期內工資總額除以實際工作日數所得金額百分之六十者，以百分之六十計。

五、　事業單位：指適用本法各業僱用勞工從事工作之機構。

六、　勞動契約：指約定勞雇關係而具有從屬性之契約。

七、　派遣事業單位：指從事勞動派遣業務之事業單位。

八、　要派單位：指依據要派契約，實際指揮監督管理派遣勞工從事工作者。

九、　派遣勞工：指受派遣事業單位僱用，並向要派單位提供勞務者。

十、　要派契約：指要派單位與派遣事業單位就勞動派遣事項所訂立之契約。

第3條　本法於左列各業適用之：

一、　農、林、漁、牧業。

二、　礦業及土石採取業。

三、　製造業。

四、　營造業。

五、　水電、煤氣業。

六、　運輸、倉儲及通信業。

七、　大眾傳播業。

八、　其他經中央主管機關指定之事業。

依前項第八款指定時，得就事業之部分工作場所或工作者指定適用。

本法適用於一切勞雇關係。但因經營型態、管理制度及工作特性等因素適用本法確有窒礙難行者，並經中央主管機關指定公告之行業或工作者，不適用之。

前項因窒礙難行而不適用本法者，不得逾第一項第一款至第七款以外勞工總數五分之一。

第4條　本法所稱主管機關：在中央為勞動部；在直轄市為直轄市政府；在縣（市）為縣（市）政府。

第5條　雇主不得以強暴、脅迫、拘禁或其他非法之方法，強制勞工從事勞動。

第6條　任何人不得介入他人之勞動契約，抽取不法利益。

第7條　雇主應置備勞工名卡，登記勞工之姓名、性別、出生年月日、本籍、教育程度、住址、身分證統一號碼、到職年月日、工資、勞工保險投保日期、獎懲、傷病及其他必要事項。

前項勞工名卡，應保管至勞工離職後五年。

第8條　雇主對於僱用之勞工，應預防職業上災害，建立適當之工作環境及福利設施。其有關安全衛生及福利事項，依有關法律之規定。

第二章　勞動契約

第9條　勞動契約，分為定期契約及不定期契約。臨時性、短期性、季節性及特定性工作得為定期契約；有繼續性工作應為不定期契約。派遣事業單位與派遣勞工訂定之勞動契約，應為不定期契約。

定期契約屆滿後，有下列情形之一，視為不定期契約：

一、　勞工繼續工作而雇主不即表示反對意思者。

二、　雖經另訂新約，惟其前後勞動契約之工作期間超過九十日，前後契約間斷期間未超過三十日者。

前項規定於特定性或季節性之定期工作不適用之。

第9-1條　未符合下列規定者，雇主不得與勞工為離職後競業禁止之約定：

一、　雇主有應受保護之正當營業利益。

二、　勞工擔任之職位或職務，能接觸或使用雇主之營業秘密。

三、　競業禁止之期間、區域、職業活動之範圍及就業對象，未逾合理範疇。

四、　雇主對勞工因不從事競業行為所受損失有合理補償。

前項第四款所定合理補償，不包括勞工於工作期間所受領之給付。

違反第一項各款規定之一者，其約定無效。

離職後競業禁止之期間，最長不得逾二年。逾二年者，縮短為二年。

第10條　定期契約屆滿後或不定期契約因故停止履行後，未滿三個月而訂定新約或繼續履行原約時，勞工前後工作年資，應合併計算。

第10-1條　雇主調動勞工工作，不得違反勞動契約之約定，並應符合下列原則：

一、　基於企業經營上所必須，且不得有不當動機及目的。但法律另有規定者，從其規定。

二、　對勞工之工資及其他勞動條件，未作不利之變更。

三、　調動後工作為勞工體能及技術可勝任。

四、　調動工作地點過遠，雇主應予以必要之協助。

五、　考量勞工及其家庭之生活利益。

第11條　非有左列情事之一者，雇主不得預告勞工終止勞動契約：

一、　歇業或轉讓時。

二、　虧損或業務緊縮時。

三、　不可抗力暫停工作在一個月以上時。

四、　業務性質變更，有減少勞工之必要，又無適當工作可供安置時。

五、　勞工對於所擔任之工作確不能勝任時。

第12條　勞工有左列情形之一者，雇主得不經預告終止契約：

一、　於訂立勞動契約時為虛偽意思表示，使雇主誤信而有受損害之虞者。

二、　對於雇主、雇主家屬、雇主代理人或其他共同工作之勞工，實施暴行或有重大侮辱之行為者。

三、　受有期徒刑以上刑之宣告確定，而未諭知緩刑或未准易科罰金者。

四、　違反勞動契約或工作規則，情節重大者。

五、 故意損耗機器、工具、原料、產品，或其他雇主所有物品，或故意洩漏雇主技術上、營業上之秘密，致雇主受有損害者。

六、 無正當理由繼續曠工三日，或一個月內曠工達六日者。

雇主依前項第一款、第二款及第四款至第六款規定終止契約者，應自知悉其情形之日起，三十日內為之。

第13條　勞工在第五十條規定之停止工作期間或第五十九條規定之醫療期間，雇主不得終止契約。但雇主因天災、事變或其他不可抗力致事業不能繼續，經報主管機關核定者，不在此限。

第14條　有下列情形之一者，勞工得不經預告終止契約：

一、 雇主於訂立勞動契約時為虛偽之意思表示，使勞工誤信而有受損害之虞者。

二、 雇主、雇主家屬、雇主代理人對於勞工，實施暴行或有重大侮辱之行為者。

三、 契約所訂之工作，對於勞工健康有危害之虞，經通知雇主改善而無效果者。

四、 雇主、雇主代理人或其他勞工患有法定傳染病，對共同工作之勞工有傳染之虞，且重大危害其健康者。

五、 雇主不依勞動契約給付工作報酬，或對於按件計酬之勞工不供給充分之工作者。

六、 雇主違反勞動契約或勞工法令，致有損害勞工權益之虞者。

勞工依前項第一款、第六款規定終止契約者，應自知悉其情形之日起，三十日內為之。但雇主有前項第六款所定情形者，勞工得於知悉損害結果之日起，三十日內為之。

有第一項第二款或第四款情形，雇主已將該代理人間之契約終止，或患有法定傳染病者依衛生法規已接受治療時，勞工不得終止契約。

第十七條規定於本條終止契約準用之。

第15條　特定性定期契約期限逾三年者，於屆滿三年後，勞工得終止契約。但應於三十日前預告雇主。

不定期契約，勞工終止契約時，應準用第十六條第一項規定期間預告雇主。

第15-1條　未符合下列規定之一，雇主不得與勞工為最低服務年限之約定：

一、 雇主為勞工進行專業技術培訓，並提供該項培訓費用者。

二、 雇主為使勞工遵守最低服務年限之約定，提供其合理補償者。

前項最低服務年限之約定,應就下列事項綜合考量,不得逾合理範圍:

一、 雇主為勞工進行專業技術培訓之期間及成本。

二、 從事相同或類似職務之勞工,其人力替補可能性。

三、 雇主提供勞工補償之額度及範圍。

四、 其他影響最低服務年限合理性之事項。

違反前二項規定者,其約定無效。

勞動契約因不可歸責於勞工之事由而於最低服務年限屆滿前終止者,勞工不負違反最低服務年限約定或返還訓練費用之責任。

第16條 雇主依第十一條或第十三條但書規定終止勞動契約者,其預告期間依左列各款之規定:

一、 繼續工作三個月以上一年未滿者,於十日前預告之。

二、 繼續工作一年以上三年未滿者,於二十日前預告之。

三、 繼續工作三年以上者,於三十日前預告之。

勞工於接到前項預告後,為另謀工作得於工作時間請假外出。其請假時數,每星期不得超過二日之工作時間,請假期間之工資照給。

雇主未依第一項規定期間預告而終止契約者,應給付預告期間之工資。

第17條 雇主依前條終止勞動契約者,應依下列規定發給勞工資遣費:

一、 在同一雇主之事業單位繼續工作,每滿一年發給相當於一個月平均工資之資遣費。

二、 依前款計算之剩餘月數,或工作未滿一年者,以比例計給之。未滿一個月者以一個月計。

前項所定資遣費,雇主應於終止勞動契約三十日內發給。

第17-1條 要派單位不得於派遣事業單位與派遣勞工簽訂勞動契約前,有面試該派遣勞工或其他指定特定派遣勞工之行為。

要派單位違反前項規定,且已受領派遣勞工勞務者,派遣勞工得於要派單位提供勞務之日起九十日內,以書面向要派單位提出訂定勞動契約之意思表示。

要派單位應自前項派遣勞工意思表示到達之日起十日內,與其協商訂定勞動契約。逾期未協商或協商不成立者,視為雙方自期滿翌日成立勞動契約,並以派遣勞工於要派單位工作期間之勞動條件為勞動契約內容。

派遣事業單位及要派單位不得因派遣勞工提出第二項意思表示，而予以解僱、降調、減薪、損害其依法令、契約或習慣上所應享有之權益，或其他不利之處分。

派遣事業單位及要派單位為前項行為之一者，無效。

派遣勞工因第二項及第三項規定與要派單位成立勞動契約者，其與派遣事業單位之勞動契約視為終止，且不負違反最低服務年限約定或返還訓練費用之責任。

前項派遣事業單位應依本法或勞工退休金條例規定之給付標準及期限，發給派遣勞工退休金或資遣費。

第18條　有左列情形之一者，勞工不得向雇主請求加發預告期間工資及資遣費：

一、　依第十二條或第十五條規定終止勞動契約者。

二、　定期勞動契約期滿離職者。

第19條　勞動契約終止時，勞工如請求發給服務證明書，雇主或其代理人不得拒絕。

第20條　事業單位改組或轉讓時，除新舊雇主商定留用之勞工外，其餘勞工應依第十六條規定期間預告終止契約，並應依第十七條規定發給勞工資遣費。其留用勞工之工作年資，應由新雇主繼續予以承認。

第三章　工　資

第21條　工資由勞雇雙方議定之。但不得低於基本工資。

前項基本工資，由中央主管機關設基本工資審議委員會擬訂後，報請行政院核定之。

前項基本工資審議委員會之組織及其審議程序等事項，由中央主管機關另以辦法定之。

第22條　工資之給付，應以法定通用貨幣為之。但基於習慣或業務性質，得於勞動契約內訂明一部以實物給付之。工資之一部以實物給付時，其實物之作價應公平合理，並適合勞工及其家屬之需要。

工資應全額直接給付勞工。但法令另有規定或勞雇雙方另有約定者，不在此限。

第22-1條　派遣事業單位積欠派遣勞工工資，經主管機關處罰或依第二十七條規定限期令其給付而屆期未給付者，派遣勞工得請求要派單位給付。要派單位應自派遣勞工請求之日起三十日內給付之。

要派單位依前項規定給付者,得向派遣事業單位求償或扣抵要派契約之應付費用。

第23條　工資之給付,除當事人有特別約定或按月預付者外,每月至少定期發給二次,並應提供工資各項目計算方式明細;按件計酬者亦同。

雇主應置備勞工工資清冊,將發放工資、工資各項目計算方式明細、工資總額等事項記入。工資清冊應保存五年。

第24條　雇主延長勞工工作時間者,其延長工作時間之工資,依下列標準加給:

一、 延長工作時間在二小時以內者,按平日每小時工資額加給三分之一以上。

二、 再延長工作時間在二小時以內者,按平日每小時工資額加給三分之二以上。

三、 依第三十二條第四項規定,延長工作時間者,按平日每小時工資額加倍發給。

雇主使勞工於第三十六條所定休息日工作,工作時間在二小時以內者,其工資按平日每小時工資額另再加給一又三分之一以上;工作二小時後再繼續工作者,按平日每小時工資額另再加給一又三分之二以上。

第25條　雇主對勞工不得因性別而有差別之待遇。工作相同、效率相同者,給付同等之工資。

第26條　雇主不得預扣勞工工資作為違約金或賠償費用。

第27條　雇主不按期給付工資者,主管機關得限期令其給付。

第28條　雇主有歇業、清算或宣告破產之情事時,勞工之下列債權受償順序與第一順位抵押權、質權或留置權所擔保之債權相同,按其債權比例受清償;未獲清償部分,有最優先受清償之權:

一、 本於勞動契約所積欠之工資未滿六個月部分。

二、 雇主未依本法給付之退休金。

三、 雇主未依本法或勞工退休金條例給付之資遣費。

雇主應按其當月僱用勞工投保薪資總額及規定之費率,繳納一定數額之積欠工資墊償基金,作為墊償下列各款之用:

一、 前項第一款積欠之工資數額。

二、 前項第二款與第三款積欠之退休金及資遣費,其合計數額以六個月平均工資為限。

積欠工資墊償基金，累積至一定金額後，應降低費率或暫停收繳。

第二項費率，由中央主管機關於萬分之十五範圍內擬訂，報請行政院核定之。

雇主積欠之工資、退休金及資遣費，經勞工請求未獲清償者，由積欠工資墊償基金依第二項規定墊償之；雇主應於規定期限內，將墊款償還積欠工資墊償基金。

積欠工資墊償基金，由中央主管機關設管理委員會管理之。基金之收繳有關業務，得由中央主管機關，委託勞工保險機構辦理之。基金墊償程序、收繳與管理辦法、第三項之一定金額及管理委員會組織規程，由中央主管機關定之。

第29條　事業單位於營業年度終了結算，如有盈餘，除繳納稅捐、彌補虧損及提列股息、公積金外，對於全年工作並無過失之勞工，應給與獎金或分配紅利。

第四章　工作時間、休息、休假

第30條　勞工正常工作時間，每日不得超過八小時，每週不得超過四十小時。

前項正常工作時間，雇主經工會同意，如事業單位無工會者，經勞資會議同意後，得將其二週內二日之正常工作時數，分配於其他工作日。其分配於其他工作日之時數，每日不得超過二小時。但每週工作總時數不得超過四十八小時。

第一項正常工作時間，雇主經工會同意，如事業單位無工會者，經勞資會議同意後，得將八週內之正常工作時數加以分配。但每日正常工作時間不得超過八小時，每週工作總時數不得超過四十八小時。

前二項規定，僅適用於經中央主管機關指定之行業。

雇主應置備勞工出勤紀錄，並保存五年。

前項出勤紀錄，應逐日記載勞工出勤情形至分鐘為止。勞工向雇主申請其出勤紀錄副本或影本時，雇主不得拒絕。

雇主不得以第一項正常工作時間之修正，作為減少勞工工資之事由。

第一項至第三項及第三十條之一之正常工作時間，雇主得視勞工照顧家庭成員需要，允許勞工於不變更每日正常工作時數下，在一小時範圍內，彈性調整工作開始及終止之時間。

第30-1條　中央主管機關指定之行業，雇主經工會同意，如事業單位無工會者，經勞資會議同意後，其工作時間得依下列原則變更：

一、　四週內正常工作時數分配於其他工作日之時數，每日不得超過二小時，不受前條第二項至第四項規定之限制。

二、　當日正常工作時間達十小時者，其延長之工作時間不得超過二小時。

三、　女性勞工，除妊娠或哺乳期間者外，於夜間工作，不受第四十九條第一項之限制。但雇主應提供必要之安全衛生設施。

依中華民國八十五年十二月二十七日修正施行前第三條規定適用本法之行業，除第一項第一款之農、林、漁、牧業外，均不適用前項規定。

第31條　在坑道或隧道內工作之勞工，以入坑口時起至出坑口時止為工作時間。

第32條　雇主有使勞工在正常工作時間以外工作之必要者，雇主經工會同意，如事業單位無工會者，經勞資會議同意後，得將工作時間延長之。

前項雇主延長勞工之工作時間連同正常工作時間，一日不得超過十二小時；延長之工作時間，一個月不得超過四十六小時，但雇主經工會同意，如事業單位無工會者，經勞資會議同意後，延長之工作時間，一個月不得超過五十四小時，每三個月不得超過一百三十八小時。

雇主僱用勞工人數在三十人以上，依前項但書規定延長勞工工作時間者，應報當地主管機關備查。

因天災、事變或突發事件，雇主有使勞工在正常工作時間以外工作之必要者，得將工作時間延長之。但應於延長開始後二十四小時內通知工會；無工會組織者，應報當地主管機關備查。延長之工作時間，雇主應於事後補給勞工以適當之休息。

在坑內工作之勞工，其工作時間不得延長。但以監視為主之工作，或有前項所定之情形者，不在此限。

第32-1條　雇主依第三十二條第一項及第二項規定使勞工延長工作時間，或使勞工於第三十六條所定休息日工作後，依勞工意願選擇補休並經雇主同意者，應依勞工工作之時數計算補休時數。

前項之補休，其補休期限由勞雇雙方協商；補休期限屆期或契約終止未補休之時數，應依延長工作時間或休息日工作當日之工資計算標準發給工資；未發給工資者，依違反第二十四條規定論處。

第33條　第三條所列事業，除製造業及礦業外，因公眾之生活便利或其他特殊原因，有調整第三十條、第三十二條所定之正常工作時間及延長工作時間之必要者，得由當地主管機關會商目的事業主管機關及工會，就必要之限度內以命令調整之。

第34條　勞工工作採輪班制者，其工作班次，每週更換一次。但經勞工同意者不在此限。

依前項更換班次時，至少應有連續十一小時之休息時間。但因工作特性或特殊原因，經中央目的事業主管機關商請中央主管機關公告者，得變更休息時間不少於連續八小時。

雇主依前項但書規定變更休息時間者，應經工會同意，如事業單位無工會者，經勞資會議同意後，始得為之。雇主僱用勞工人數在三十人以上者，應報當地主管機關備查。

第35條　勞工繼續工作四小時，至少應有三十分鐘之休息。但實行輪班制或其工作有連續性或緊急性者，雇主得在工作時間內，另行調配其休息時間。

第36條　勞工每七日中應有二日之休息，其中一日為例假，一日為休息日。

雇主有下列情形之一，不受前項規定之限制：

一、依第三十條第二項規定變更正常工作時間者，勞工每七日中至少應有一日之例假，每二週內之例假及休息日至少應有四日。

二、依第三十條第三項規定變更正常工作時間者，勞工每七日中至少應有一日之例假，每八週內之例假及休息日至少應有十六日。

三、依第三十條之一規定變更正常工作時間者，勞工每二週內至少應有二日之例假，每四週內之例假及休息日至少應有八日。

雇主使勞工於休息日工作之時間，計入第三十二條第二項所定延長工作時間總數。但因天災、事變或突發事件，雇主有使勞工於休息日工作之必要者，其工作時數不受第三十二條第二項規定之限制。

經中央目的事業主管機關同意，且經中央主管機關指定之行業，雇主得將第一項、第二項第一款及第二款所定之例假，於每七日之週期內調整之。

前項所定例假之調整，應經工會同意，如事業單位無工會者，經勞資會議同意後，始得為之。雇主僱用勞工人數在三十人以上者，應報當地主管機關備查。

第37條　內政部所定應放假之紀念日、節日、勞動節及其他中央主管機關指定應放假日，均應休假。

中華民國一百零五年十二月六日修正之前項規定，自一百零六年一月一日施行。

第38條　勞工在同一雇主或事業單位，繼續工作滿一定期間者，應依下列規定給予特別休假：

一、 六個月以上一年未滿者，三日。

二、 一年以上二年未滿者，七日。

三、 二年以上三年未滿者，十日。

四、 三年以上五年未滿者，每年十四日。

五、 五年以上十年未滿者，每年十五日。

六、 十年以上者，每一年加給一日，加至三十日為止。

前項之特別休假期日，由勞工排定之。但雇主基於企業經營上之急迫需求或勞工因個人因素，得與他方協商調整。

雇主應於勞工符合第一項所定之特別休假條件時，告知勞工依前二項規定排定特別休假。

勞工之特別休假，因年度終結或契約終止而未休之日數，雇主應發給工資。但年度終結未休之日數，經勞雇雙方協商遞延至次一年度實施者，於次一年度終結或契約終止仍未休之日數，雇主應發給工資。

雇主應將勞工每年特別休假之期日及未休之日數所發給之工資數額，記載於第二十三條所定之勞工工資清冊，並每年定期將其內容以書面通知勞工。

勞工依本條主張權利時，雇主如認為其權利不存在，應負舉證責任。

第39條　第三十六條所定之例假、休息日、第三十七條所定之休假及第三十八條所定之特別休假，工資應由雇主照給。雇主經徵得勞工同意於休假日工作者，工資應加倍發給。因季節性關係有趕工必要，經勞工或工會同意照常工作者，亦同。

第40條　因天災、事變或突發事件，雇主認有繼續工作之必要時，得停止第三十六條至第三十八條所定勞工之假期。但停止假期之工資，應加倍發給，並應於事後補假休息。

前項停止勞工假期，應於事後二十四小時內，詳述理由，報請當地主管機關核備。

第41條　公用事業之勞工，當地主管機關認有必要時，得停止第三十八條所定之特別休假。假期內之工資應由雇主加倍發給。

第42條　勞工因健康或其他正當理由，不能接受正常工作時間以外之工作者，雇主不得強制其工作。

第43條　勞工因婚、喪、疾病或其他正當事由得請假；請假應給之假期及事假以外期間內工資給付之最低標準，由中央主管機關定之。

第五章　童工‧女工

第44條　十五歲以上未滿十六歲之受僱從事工作者，為童工。

童工及十六歲以上未滿十八歲之人，不得從事危險性或有害性之工作。

第45條　雇主不得僱用未滿十五歲之人從事工作。但國民中學畢業或經主管機關認定其工作性質及環境無礙其身心健康而許可者，不在此限。

前項受僱之人，準用童工保護之規定。

第一項工作性質及環境無礙其身心健康之認定基準、審查程序及其他應遵行事項之辦法，由中央主管機關依勞工年齡、工作性質及受國民義務教育之時間等因素定之。

未滿十五歲之人透過他人取得工作為第三人提供勞務，或直接為他人提供勞務取得報酬未具勞僱關係者，準用前項及童工保護之規定。

第46條　未滿十八歲之人受僱從事工作者，雇主應置備其法定代理人同意書及其年齡證明文件。

第47條　童工每日之工作時間不得超過八小時，每週之工作時間不得超過四十小時，例假日不得工作。

第48條　童工不得於午後八時至翌晨六時之時間內工作。

第49條　雇主不得使女工於午後十時至翌晨六時之時間內工作。但雇主經工會同意，如事業單位無工會者，經勞資會議同意後，且符合下列各款規定者，不在此限：

一、 提供必要之安全衛生設施。

二、 無大眾運輸工具可資運用時，提供交通工具或安排女工宿舍。

前項第一款所稱必要之安全衛生設施，其標準由中央主管機關定之。但雇主與勞工約定之安全衛生設施優於本法者，從其約定。

女工因健康或其他正當理由，不能於午後十時至翌晨六時之時間內工作者，雇主不得強制其工作。

第一項規定，於因天災、事變或突發事件，雇主必須使女工於午後十時至翌晨六時之時間內工作時，不適用之。

第一項但書及前項規定，於妊娠或哺乳期間之女工，不適用之。

第50條　女工分娩前後，應停止工作，給予產假八星期；妊娠三個月以上流產者，應停止工作，給予產假四星期。

前項女工受僱工作在六個月以上者，停止工作期間工資照給；未滿六個月者減半發給。

第51條　女工在妊娠期間，如有較為輕易之工作，得申請改調，雇主不得拒絕，並不得減少其工資。

第52條　子女未滿一歲須女工親自哺乳者，於第三十五條規定之休息時間外，雇主應每日另給哺乳時間二次，每次以三十分鐘為度。

前項哺乳時間，視為工作時間。

第六章　退　休

第53條　勞工有下列情形之一，得自請退休：

一、工作十五年以上年滿五十五歲者。

二、工作二十五年以上者。

三、工作十年以上年滿六十歲者。

第54條　勞工非有下列情形之一，雇主不得強制其退休：

一、年滿六十五歲者。

二、身心障礙不堪勝任工作者。

前項第一款所規定之年齡，對於擔任具有危險、堅強體力等特殊性質之工作者，得由事業單位報請中央主管機關予以調整。但不得少於五十五歲。

第55條　勞工退休金之給與標準如下：

一、按其工作年資，每滿一年給與兩個基數。但超過十五年之工作年資，每滿一年給與一個基數，最高總數以四十五個基數為限。未滿半年者以半年計；滿半年者以一年計。

二、依第五十四條第一項第二款規定，強制退休之勞工，其身心障礙係因執行職務所致者，依前款規定加給百分之二十。

前項第一款退休金基數之標準，係指核准退休時一個月平均工資。

第一項所定退休金，雇主應於勞工退休之日起三十日內給付，如無法一次發給時，得報經主管機關核定後，分期給付。本法施行前，事業單位原定退休標準優於本法者，從其規定。

第56條　雇主應依勞工每月薪資總額百分之二至百分之十五範圍內，按月提撥勞工退休準備金，專戶存儲，並不得作為讓與、扣押、抵銷或擔保之標的；其提撥之比率、程序及管理等事項之辦法，由中央主管機關擬訂，報請行政院核定之。

雇主應於每年年度終了前，估算前項勞工退休準備金專戶餘額，該餘額不足給付次一年度內預估成就第五十三條或第五十四條第一項第一款退休條件之勞工，依前條計算之退休金數額者，雇主應於次年度三月底前一次提撥其差額，並送事業單位勞工退休準備金監督委員會審議。

第一項雇主按月提撥之勞工退休準備金匯集為勞工退休基金，由中央主管機關設勞工退休基金監理委員會管理之；其組織、會議及其他相關事項，由中央主管機關定之。

前項基金之收支、保管及運用，由中央主管機關會同財政部委託金融機構辦理。最低收益不得低於當地銀行二年定期存款利率之收益；如有虧損，由國庫補足之。基金之收支、保管及運用辦法，由中央主管機關擬訂，報請行政院核定之。

雇主所提撥勞工退休準備金，應由勞工與雇主共同組織勞工退休準備金監督委員會監督之。委員會中勞工代表人數不得少於三分之二；其組織準則，由中央主管機關定之。

雇主按月提撥之勞工退休準備金比率之擬訂或調整，應經事業單位勞工退休準備金監督委員會審議通過，並報請當地主管機關核定。

金融機構辦理核貸業務，需查核該事業單位勞工退休準備金提撥狀況之必要資料時，得請當地主管機關提供。

金融機構依前項取得之資料，應負保密義務，並確實辦理資料安全稽核作業。

前二項有關勞工退休準備金必要資料之內容、範圍、申請程序及其他應遵行事項之辦法，由中央主管機關會商金融監督管理委員會定之。

第57條 勞工工作年資以服務同一事業者為限。但受同一雇主調動之工作年資，及依第二十條規定應由新雇主繼續予以承認之年資，應予併計。

第58條 勞工請領退休金之權利，自退休之次月起，因五年間不行使而消滅。

勞工請領退休金之權利，不得讓與、抵銷、扣押或供擔保。

勞工依本法規定請領勞工退休金者，得檢具證明文件，於金融機構開立專戶，專供存入勞工退休金之用。

前項專戶內之存款，不得作為抵銷、扣押、供擔保或強制執行之標的。

第七章　職業災害補償

第59條　勞工因遭遇職業災害而致死亡、失能、傷害或疾病時，雇主應依下列規定予以補償。但如同一事故，依勞工保險條例或其他法令規定，已由雇主支付費用補償者，雇主得予以抵充之：

一、　勞工受傷或罹患職業病時，雇主應補償其必需之醫療費用。職業病之種類及其醫療範圍，依勞工保險條例有關之規定。

二、　勞工在醫療中不能工作時，雇主應按其原領工資數額予以補償。但醫療期間屆滿二年仍未能痊癒，經指定之醫院診斷，審定為喪失原有工作能力，且不合第三款之失能給付標準者，雇主得一次給付四十個月之平均工資後，免除此項工資補償責任。

三、　勞工經治療終止後，經指定之醫院診斷，審定其遺存障害者，雇主應按其平均工資及其失能程度，一次給予失能補償。失能補償標準，依勞工保險條例有關之規定。

四、　勞工遭遇職業傷害或罹患職業病而死亡時，雇主除給與五個月平均工資之喪葬費外，並應一次給與其遺屬四十個月平均工資之死亡補償。其遺屬受領死亡補償之順位如下：

（一）　配偶及子女。

（二）　父母。

（三）　祖父母。

（四）　孫子女。

（五）　兄弟姐妹。

第60條　雇主依前條規定給付之補償金額，得抵充就同一事故所生損害之賠償金額。

第61條　第五十九條之受領補償權，自得受領之日起，因二年間不行使而消滅。

受領補償之權利，不因勞工之離職而受影響，且不得讓與、抵銷、扣押或供擔保。

勞工或其遺屬依本法規定受領職業災害補償金者，得檢具證明文件，於金融機構開立專戶，專供存入職業災害補償金之用。

前項專戶內之存款，不得作為抵銷、扣押、供擔保或強制執行之標的。

第62條　事業單位以其事業招人承攬，如有再承攬時，承攬人或中間承攬人，就各該承攬部分所使用之勞工，均應與最後承攬人，連帶負本章所定雇主應負職業災害補償之責任。

事業單位或承攬人或中間承攬人，為前項之災害補償時，就其所補償之部分，得向最後承攬人求償。

第63條　承攬人或再承攬人工作場所，在原事業單位工作場所範圍內，或為原事業單位提供者，原事業單位應督促承攬人或再承攬人，對其所僱用勞工之勞動條件應符合有關法令之規定。

事業單位違背職業安全衛生法有關對於承攬人、再承攬人應負責任之規定，致承攬人或再承攬人所僱用之勞工發生職業災害時，應與該承攬人、再承攬人負連帶補償責任。

第63-1條　要派單位使用派遣勞工發生職業災害時，要派單位應與派遣事業單位連帶負本章所定僱主應負職業災害補償之責任。

前項之職業災害依勞工保險條例或其他法令規定，已由要派單位或派遣事業單位支付費用補償者，得主張抵充。

要派單位及派遣事業單位因違反本法或有關安全衛生規定，致派遣勞工發生職業災害時，應連帶負損害賠償之責任。

要派單位或派遣事業單位依本法規定給付之補償金額，得抵充就同一事故所生損害之賠償金額。

第八章　技術生

第64條　雇主不得招收未滿十五歲之人為技術生。但國民中學畢業者，不在此限。

稱技術生者，指依中央主管機關規定之技術生訓練職類中以學習技能為目的，依本章之規定而接受雇主訓練之人。

本章規定，於事業單位之養成工、見習生、建教合作班之學生及其他與技術生性質相類之人，準用之。

第65條　雇主招收技術生時，須與技術生簽訂書面訓練契約一式三份，訂明訓練項目、訓練期限、膳宿負擔、生活津貼、相關教學、勞工保險、結業證明、契約生效與解除之條件及其他有關雙方權利、義務事項，由當事人分執，並送主管機關備案。

前項技術生如為未成年人，其訓練契約，應得法定代理人之允許。

第66條　雇主不得向技術生收取有關訓練費用。

第67條　技術生訓練期滿，雇主得留用之，並應與同等工作之勞工享受同等之待遇。

雇主如於技術生訓練契約內訂明留用期間，應不得超過其訓練期間。

第68條　技術生人數，不得超過勞工人數四分之一。勞工人數不滿四人者，以四人計。

第69條　本法第四章工作時間、休息、休假，第五章童工、女工，第七章災害補償及其他勞工保險等有關規定，於技術生準用之。

技術生災害補償所採薪資計算之標準，不得低於基本工資。

第九章　工作規則

第70條　雇主僱用勞工人數在三十人以上者，應依其事業性質，就左列事項訂立工作規則，報請主管機關核備後並公開揭示之：

一、工作時間、休息、休假、國定紀念日、特別休假及繼續性工作之輪班方法。

二、工資之標準、計算方法及發放日期。

三、延長工作時間。

四、津貼及獎金。

五、應遵守之紀律。

六、考勤、請假、獎懲及升遷。

七、受僱、解僱、資遣、離職及退休。

八、災害傷病補償及撫卹。

九、福利措施。

十、勞雇雙方應遵守勞工安全衛生規定。

十一、勞雇雙方溝通意見加強合作之方法。

十二、其他。

第71條　工作規則，違反法令之強制或禁止規定或其他有關該事業適用之團體協約規定者，無效。

第十章　監督與檢查

第72條　中央主管機關，為貫徹本法及其他勞工法令之執行，設勞工檢查機構或授權直轄市主管機關專設檢查機構辦理之；直轄市、縣（市）主管機關於必要時，亦得派員實施檢查。

前項勞工檢查機構之組織，由中央主管機關定之。

第73條　檢查員執行職務，應出示檢查證，各事業單位不得拒絕。事業單位拒絕檢查時，檢查員得會同當地主管機關或警察機關強制檢查之。

檢查員執行職務，得就本法規定事項，要求事業單位提出必要之報告、紀錄、帳冊及有關文件或書面說明。如需抽取物料、樣品或資料時，應事先通知雇主或其代理人並掣給收據。

第74條　勞工發現事業單位違反本法及其他勞工法令規定時，得向雇主、主管機關或檢查機構申訴。

雇主不得因勞工為前項申訴，而予以解僱、降調、減薪、損害其依法令、契約或習慣上所應享有之權益，或其他不利之處分。

雇主為前項行為之一者，無效。

主管機關或檢查機構於接獲第一項申訴後，應為必要之調查，並於六十日內將處理情形，以書面通知勞工。

主管機關或檢查機構應對申訴人身分資料嚴守秘密，不得洩漏足以識別其身分之資訊。

違反前項規定者，除公務員應依法追究刑事與行政責任外，對因此受有損害之勞工，應負損害賠償責任。

主管機關受理檢舉案件之保密及其他應遵行事項之辦法，由中央主管機關定之。

第十一章　罰　則

第75條　違反第五條規定者，處五年以下有期徒刑、拘役或科或併科新臺幣七十五萬元以下罰金。

第76條　違反第六條規定者，處三年以下有期徒刑、拘役或科或併科新臺幣四十五萬元以下罰金。

第77條　違反第四十二條、第四十四條第二項、第四十五條第一項、第四十七條、第四十八條、第四十九條第三項或第六十四條第一項規定者，處六個月以下有期徒刑、拘役或科或併科新臺幣三十萬元以下罰金。

第78條　未依第十七條、第十七條之一第七項、第五十五條規定之標準或期限給付者，處新臺幣三十萬元以上一百五十萬元以下罰鍰，並限期令其給付，屆期未給付者，應按次處罰。

違反第十三條、第十七條之一第一項、第四項、第二十六條、第五十條、第五十一條或第五十六條第二項規定者，處新臺幣九萬元以上四十五萬元以下罰鍰。

第79條　有下列各款規定行為之一者，處新臺幣二萬元以上一百萬元以下罰鍰：

一、　違反第二十一條第一項、第二十二條至第二十五條、第三十條第一項至第三項、第六項、第七項、第三十二條、第三十四條至第四十一條、第四十九條第一項或第五十九條規定。

二、　違反主管機關依第二十七條限期給付工資或第三十三條調整工作時間之命令。

三、　違反中央主管機關依第四十三條所定假期或事假以外期間內工資給付之最低標準。

違反第三十條第五項或第四十九條第五項規定者，處新臺幣九萬元以上四十五萬元以下罰鍰。

違反第七條、第九條第一項、第十六條、第十九條、第二十八條第二項、第四十六條、第五十六條第一項、第六十五條第一項、第六十六條至第六十八條、第七十條或第七十四條第二項規定者，處新臺幣二萬元以上三十萬元以下罰鍰。

有前三項規定行為之一者，主管機關得依事業規模、違反人數或違反情節，加重其罰鍰至法定罰鍰最高額二分之一。

第79-1條　違反第四十五條第二項、第四項、第六十四條第三項及第六十九條第一項準用規定之處罰，適用本法罰則章規定。

第80條　拒絕、規避或阻撓勞工檢查員依法執行職務者，處新臺幣三萬元以上十五萬元以下罰鍰。

第80-1條　違反本法經主管機關處以罰鍰者，主管機關應公布其事業單位或事業主之名稱、負責人姓名、處分期日、違反條文及罰鍰金額，並限期令其改善；屆期未改善者，應按次處罰。

主管機關裁處罰鍰，得審酌與違反行為有關之勞工人數、累計違法次數或未依法給付之金額，為量罰輕重之標準。

第81條　法人之代表人、法人或自然人之代理人、受僱人或其他從業人員，因執行業務違反本法規定，除依本章規定處罰行為人外，對該法人或自然人並應處以各該條所定之罰金或罰鍰。但法人之代表人或自然人對於違反之發生，已盡力為防止行為者，不在此限。

法人之代表人或自然人教唆或縱容為違反之行為者，以行為人論。

第82條　本法所定之罰鍰，經主管機關催繳，仍不繳納時，得移送法院強制執行。

第十二章　附　則

第83條　為協調勞資關係，促進勞資合作，提高工作效率，事業單位應舉辦勞資會議。其辦法由中央主管機關會同經濟部訂定，並報行政院核定。

第84條　公務員兼具勞工身分者，其有關任（派）免、薪資、獎懲、退休、撫卹及保險（含職業災害）等事項，應適用公務員法令之規定。但其他所定勞動條件優於本法規定者，從其規定。

第84-1條　經中央主管機關核定公告之下列工作者，得由勞僱雙方另行約定，工作時間、例假、休假、女性夜間工作，並報請當地主管機關核備，不受第三十條、第三十二條、第三十六條、第三十七條、第四十九條規定之限制。

一、　監督、管理人員或責任制專業人員。

二、　監視性或間歇性之工作。

三、　其他性質特殊之工作。

前項約定應以書面為之，並應參考本法所定之基準且不得損及勞工之健康及福祉。

第84-2條　勞工工作年資自受僱之日起算，適用本法前之工作年資，其資遣費及退休金給與標準，依其當時應適用之法令規定計算；當時無法令可資適用者，依各該事業單位自訂之規定或勞僱雙方之協商計算之。適用本法後之工作年資，其資遣費及退休金給與標準，依第十七條及第五十五條規定計算。

第85條　本法施行細則，由中央主管機關擬定，報請行政院核定。

第86條　本法自公布日施行。

本法中華民國八十九年六月二十八日修正公布之第三十條第一項及第二項，自九十年一月一日施行；一百零四年二月四日修正公布之第二十八條第一項，自公布後八個月施行；一百零四年六月三日修正公布之條文，自一百零五年一月一日施行；一百零五年十二月二十一日修正公布之第三十四條第二項施行日期，由行政院定之、第三十七條及第三十八條，自一百零六年一月一日施行。

本法中華民國一百零七年一月十日修正之條文，自一百零七年三月一日施行。

附錄十四 醫事人員人事條例

中華民國88年7月15日總統（88）華總一義字第8800162040號令制定公布全文18條
中華民國89年2月10日考試院（89）考台組貳一字第01169號令、行政院（89）台人政企字第180157號令會同發布本次之修正條文定於89年1月16日起施行
中華民國95年5月17日總統華總一義字第09500069721號令修正公布全文20條；本條例施行日期，由考試院會同行政院定之
中華民國95年8月3日考試院考臺組貳字第09500059891號令、行政院院授人力字第09500205602號令會衛發布自95年8月1日施行

第1條　醫事人員人事事項，依本條例之規定；本條例未規定者，適用其他有關法律之規定。

第2條　本條例所稱醫事人員，指依法領有專門職業證書之醫師、中醫師、牙醫師、藥師、醫事檢驗師、護理師、助產師、營養師、物理治療師、職能治療師、醫事放射師、臨床心理師、諮商心理師、呼吸治療師、藥劑生、醫事檢驗生、護士、助產士、物理治療生、職能治療生、醫事放射士及其他經中央衛生主管機關核發醫事專門職業證書，並擔任公立醫療機構、政府機關或公立學校（以下簡稱各機關）組織法規所定醫事職務之人員。

各機關適用本條例職務一覽表，由考試院會同行政院定之。

第3條　前條各類醫事人員依各該醫事法規規定分為師級及士（生）級，師級人員並再分為師（一）級、師（二）級與師（三）級，以師（一）級為最高級。

各機關醫事職務之員額及級別，應依其職責程度及所需專業知能，列入組織法規或編制表內。

各機關師級醫事職務級別、員額之配置準則，由考試院會同行政院定之。

第4條　具有下列情形之一者，依所領有醫事專門職業證書，分別取得各該類別醫事職務師（三）級、士（生）級醫事人員任用資格：

一、經公務人員考試醫事相關類科考試及格並取得中央衛生主管機關核發之醫事專門職業證書者。

二、經專門職業及技術人員考試醫事相關類科考試及格並取得中央衛生主管機關核發之醫事專門職業證書者。

第5條　各機關遴用新進醫事人員，除下列人員外，應依公務人員陞遷法之外補程序規定，就具有任用資格人員以公開競爭方式甄選之：

一、考試及格分發任用者。

二、政府機關培育之醫事公費生經分發履行服務義務者。

三、 依本條例任用之各機關首長、副首長及一級單位主管。

第6條　醫事人員初任各級職務，先予試用六個月。試用期滿成績及格者，以醫事人員任用；成績不及格者，停止試用，並予解職。但曾在各機關或各類醫事人員依其醫事專門職業法律得執業之機構擔任與其所擬任職務之性質相近程度相當或任低一級職務之經歷六個月以上者，免予試用。

前項試用人員不得兼任各級主管職務。

第7條　具有下列情形之一者，依所領有師級醫事專門職業證書，取得各該類別醫事職務師（二）級醫事人員任用資格：

一、 已達師（二）級最低俸級，並具備相關之學歷、經歷及專業訓練者。

二、 領有中央衛生主管機關核發之師類醫事專門職業證書後，實際從事四年以上相關專業工作，並符合前款學歷、經歷及專業訓練規定者。

具有下列情形之一者，依所領有師級醫事專門職業證書，取得各該類別醫事職務師（一）級醫事人員任用資格：

一、 已達師（一）級最低俸級，並具備相關之學歷、經歷及專業訓練者。

二、 領有中央衛生主管機關核發之師類醫事專門職業證書後，實際從事十二年以上相關專業工作，並符合前款學歷、經歷及專業訓練規定者。

前二項所稱學歷、經歷、專業訓練及相關專業工作，應於施行細則中明定之。

第8條　醫事人員除聘用住院醫師外，經依規定先派代理後，應送請銓敘部銓敘審定，經銓敘審定不合格者，應即停止其代理。

第9條　公立醫療機構住院醫師依聘用人員進用之法律規定聘用之。

本條例施行前，曾經銓敘有案並仍在職之住院醫師繼續任用至離職為止。

第10條　醫事人員之俸給，分本俸、年功俸及加給，均以月計之。

前項本俸、年功俸之級數及俸點，依醫事人員俸級表之規定。

醫事人員俸級表，由考試院會同行政院定之。

第11條　醫事人員俸級之核敘依下列規定：

一、 依所任職務級別之最低俸級起敘。但領有較擬任職務級別高一級之醫事專門職業證書者，以該職業證書所能擔任之較高職務級別最低俸級起敘。

二、 曾經依本條例銓敘審定高於擬任職務級別最低俸級或前款較高職務級別最低俸級者，以銓敘審定有案之較高俸級起敘。但以敘至擬任職務級別年功俸最高級為止。如有超過之俸級時，調任低級別職務人員，

其原敘較高俸級之俸點，仍予照支；再任低級別職務人員，其原敘較高俸級，仍予保留，俟將來調任相當級別職務時，再予回復。

三、 依其他任用法律銓敘審定合格人員，於擔任醫事人員時，得比照前二款規定核敘俸級。

第12條 醫事人員曾任與現任職務級別相當、性質相近且服務成績優良之職務年資，除依前條第三款規定核敘俸級或已依第七條規定採計為任用資格年資外，如尚有積餘年資得依公務人員俸給法規之規定，按年核計加級。

依前條第一款但書規定核敘較高俸級者，其曾任較所敘俸級為低之年資，不得再依前項規定按年核計加級。但依前條第一款規定自所任職務級別之最低俸級起敘，再依前項規定按年核計加級者，不在此限。

第一項所稱級別相當，指醫事人員曾任職務等級與現所銓敘審定之級別相當，各類人員與醫事人員級別相當之對照，由考試院定之；所稱性質相近，指醫事人員曾任職務工作性質與擬任職務應適用醫事專業法律所定執業業務之性質相近。

第13條 醫事人員考績獎懲，除本俸、年功俸之晉級以醫事職務級別為準外，餘均適用公務人員考績法規定。

第14條 醫事人員得兼任公立醫療機構首長、副首長或醫事單位主管、副主管。

前項職務之任期及遴用資格，由各主管機關會商中央衛生主管機關定之。

第15條 依本條例任用之醫事人員，除經公務人員考試及格或具有其他法律所定任用資格者外，不得轉調其他非由醫事人員擔任之職務。

第16條 本條例施行前，依其他法律規定任用之現職醫事人員，具有第四條所定任用資格者，按其原銓敘之資格予以改任換敘；未具所任職務法定任用資格者，適用原有關法律規定，並繼續任用至離職為止。

前項改任換敘辦法，由考試院會同行政院定之。

第17條 本條例施行後，依新制定醫事專業法律規定適用本條例之現職醫事人員，依前條規定辦理。

第18條 本條例施行前，曾經銓敘審定合格有案離職，具有第四條所定任用資格者，於本條例施行後再任醫事人員，得比照第十六條規定辦理改任換敘。但原銓敘審定之職等俸級超過再任職務級別所列俸級範圍者，以該職務級別年功俸最高俸級辦理改任換敘；其超過之俸級，仍予保留，俟將來調任相當職務級別時，再予回復。

第19條 本條例施行細則，由銓敘部會同中央衛生主管機關定之。

第20條 本條例施行日期，由考試院會同行政院定之。

參考文獻 REFERENCES

大紀元(2014)・*桃衛生局稽查牙醫診所,維護安全就醫環境*。http://www.epochtimes.com/b5/14/8/18/n4227719.htm

中華民國考選部(2016)・*專門職業及技術人員特種考試驗光人員考試規則*。http://wwwc.moex.gov.tw/

中華民國考選部(2016)・*專門職業及技術人員高等暨普通考試驗光人員考試規則*。http://wwwc.moex.gov.tw/

中華民國醫師公會全國聯合會(2016)・*醫師倫理規範*。http://www.tma.tw/ethical/ethical_01.asp

中華民國藥師公會全國聯合會(2016)・*藥學倫理規範*。http://www.taiwan-pharma.org.tw/association/download_notice.php?id=3297

中華民國護理師護士公會全國聯合會(2008)・*我國護理倫理規範*。http://www.nurse.org.tw/Enactment/Enactment1.aspx

尹裕君、林麗英、王曼溪、盧小玨、黃惠美、鄒海月、許鳳珠、張瑛瑛(2017)・*護理倫理概論（五版）*・華杏。

卡優新聞網(2015)・*貴在立法,尊重病人隱私,醫師職業倫理*。http://www.cardu.com.tw/news/detail.php?nt_pk=22&ns_pk=27652

全國法規資料庫(2016)・*驗光所設置標準*。https://law.moj.gov.tw/LawClass/LawAll.aspx?pcode=L0020193

全國法規資料庫(2018)・*驗光人員法施行細則*。https://law.moj.gov.tw/LawClass/LawAll.aspx?pcode=L0020194

全國法規資料庫(2020)・*醫療法*。https://law.moj.gov.tw/LawClass/LawAll.aspx?pcode=L0020021

全國法規資料庫(2020)・*藥師法*。https://law.moj.gov.tw/LawClass/LawAll.aspx?PCode=L0030066

全國法規資料庫(2020)・*驗光人員法*。https://law.moj.gov.tw/LawClass/LawAll.aspx?pcode=L0020190

全國法規資料庫(2022)・*醫事人員執業登記及繼續教育辦法*。https://law.moj.gov.tw/LawClass/LawAll.aspx?pcode=L0020181

自由時報(2015)・《驗光人員法》三讀，無證書人員不得替民眾驗光。http://news.ltn.com.tw/news/politics/breakingnews/1544505

自由時報(2016)・密醫畫符替人治病，見警上門氣喘發作。http://news.ltn.com.tw/news/society/breakingnews/1640653

亞東紀念醫院(2022)・醫療機構人員倫理守則。https://sites.google.com/view/femhethics/%E6%9C%AC%E9%99%A2%E7%9B%B8%E9%97%9C%E8%A6%8F%E7%AF%84/%E9%86%AB%E7%99%82%E6%A9%9F%E6%A7%8B%E4%BA%BA%E5%93%A1%E5%80%AB%E7%90%86%E5%AE%88%E5%89%87

東森新聞(2014)・燙傷女娃「恐怖電毯」標禁嬰用，婦產科辯：有4層保護。http://www.ettoday.net/news/20140715/378808.htm

國家教育研究院（無日期）・倫理規範（倫理守則）。http://terms.naer.edu.tw/detail/1678893/

楊政學(2015)・職場倫理：邁向WE職場倫理認證（最新版）・台科大。

衛生福利部(2015)・衛福部第15類醫事人員法－「驗光人員法」業經立法院三讀通過。http://www.mohw.gov.tw/news/531953240

衛生福利部(2022)・衛生福利部行政組織圖。https://www.mohw.gov.tw/cp-7-8-1.html

衛生福利部國民健康署(2016)・台灣地區6~18歲屈光狀況之流行病學。http://www.hpa.gov.tw

蕭清仁(2001)・歐美亞各國驗光制度的比較・當代眼鏡雜誌。

聯合新聞網(2016)・驗光人員特考，明年首次舉辦。http://udn.com/news/story/6939/1892594

American Optometric Association (n. d.). *Code of ethics*. http://www.aoa.org

Optometry Australia (n. d.). *Code of ethics*. http://www.optometry.org.au

World Council of Optometry. (n. d.). *Code of conduct*. http://www.worldoptometry.org

新文京開發出版股份有限公司

NEW
WCDP

新世紀‧新視野‧新文京 ─ 精選教科書‧考試用書‧專業參考書